Ilse Gutjahr
Dr. phil. Mathias Jung (Hrsg.)

Sterben auf Bestellung

O Herr, gib jedem seinen eigenen Tod.
Das Sterben, das aus jenem Leben geht,
darin er Liebe hatte, Sinn und Not.

Denn wir sind nur die Schale und das Blatt.
Der große Tod, den jeder in sich hat,
das ist die Frucht, um die sich alles dreht.

Rainer Maria Rilke

Bruder Tod

Auch zu mir kommst du einmal,
Du vergißt mich nicht,
Und zu Ende ist die Qual,
Und die Kette bricht.

Noch erscheinst du fremd und fern,
Lieber Bruder Tod,
Stehest als ein kühler Stern
Über meiner Not.

Aber einmal wirst du nah
Und voll Flammen sein –
Komm, Geliebter, ich bin da,
Nimm mich, ich bin dein.

Hermann Hesse

Ilse Gutjahr
Dr. phil. Mathias Jung (Hrsg.)

Sterben auf Bestellung

Fakten zur Organentnahme

ISBN 3-89189-071-0
1. Auflage 1997

Umschlaggestaltung: Kaselow Design, München
Umschlagfoto: Bavaria Bildagentur
Gesamtherstellung: Kösel, Kempten

Inhaltsverzeichnis

Vorwort

Die Transplantationsmediziner haben gesiegt. Das neue Gesetz vom 25. Juni 1997 hat ihnen die hart erkämpfte Rechtssicherheit gebracht. Aber hat es auch die leidenschaftliche Auseinandersetzung befriedet?

„Schön, wenn Sie Ihr Herz verschenkt haben", sagte 1996/1997 eine vom Bundesgesundheitsministerium in Auftrag gegebene Annonce mit Liebespaar. „Wollen Sie es nach Ihrem Tod noch einmal tun?" – Nach meinem Tod? Bin ich denn ein Toter, wenn mir Organe explantiert werden? Oder bin ich ein Sterbender?

Wer Organe „spendet", weiß nicht, was ihn erwartet. Ist der im Gesetz festgeschriebene „Hirntod" wirklich das Ende des Lebens? Wenn das nicht so sein sollte, handelt es sich dann um eine Organentnahme bei lebendigem Leib?

Sicher ist eines: Es existiert in unserem Lande ein florierender Organhandel. Er blüht deshalb so profitträchtig, weil Organtransplantate, gemessen am Bedarf, zu wenig zur Verfügung stehen. Sehen wir uns die Zahlen an. Laut Bundesgesundheitsministerium wurden in Deutschland ab 1963 bis Ende 1995 30635 Nieren, 4135 Herzen, 4002 Lebern, 473 Bauchspeicheldrüsen und 435 Lungen transplantiert. Außerdem finden jährlich 4000 Augenhornhäute und etwa 2000 Gehörknöchelchen auf chirurgischem Weg neue Besitzer. Nieren sind besonders gefragt, über 9000 Deutsche warten darauf.

Die Diskussion um die Praktiken des Organhandels, die Problematik des Bedarfs und der umstrittenen Frage des „Hirntods" haben die Organspenden stagnieren lassen, obgleich intensive Werbeaktionen, siehe oben, die Volksseele zu massieren versuchen. Der „Arbeitskreis Organspende" im hessischen Neu-Isenburg jedenfalls klagt: 1995 wurden 498 Herzen transplantiert, 1994 478, 1993 waren es 505.

Spenderorgane sind also Mangelware. Das hat, so scheint es, weniger mit mangelnder Nächstenliebe der Bundesbürger als mit den merkwürdigen Begleitumständen der forschen Transplantationspraktiker und Verpflanzungsideologen zu tun. Das ist einmal die Gleichsetzung des Hirnversagens mit dem Tod des Menschen. Konnten die Abgeordneten des Deutschen Bundestages, die rund zur Hälfte der Diskussion im Plenarsaal vor der Abstimmung fern geblieben waren, überhaupt eine Entscheidung über die Definition des Todeszeitpunktes treffen? Ist die Bestimmung des Todesmomentes von einer zufälligen parlamentarischen Mehrheit abhängig? Spielen hier nicht philosophische, theologische, juristische, anthropologische, kurz: ganzheitliche Gesichtspunkte die entscheidende Rolle? Dürfen Mediziner, möglicherweise von Nützlichkeitserwägungen unter Druck gesetzt, die Todesdefinition zeitlich vorverlegen?

Wer die Diskussion über das Transplantationsgesetz vor allem in der Presse verfolgt hat, kann über das Niveau der Auseinandersetzung und Informationen nur entsetzt sein. Von einigen wenigen Zeitungen für die gebildeten Stände einmal abgesehen, herrschten marktschreierischer Tonfall, Nötigungsdruck und blankes Nützlichkeitsdenken vor.

Bundesjustizminister Edzard Schmidt-Jortzig wollte allen Ernstes jeden Bundesbürger zur Erklärung nötigen, ob er zur Organspende bereit sei oder nicht. „Das ist seine Bürgerpflicht", drohte der Politiker. Natürlich wollte der Freidemokrat damit den Mangel an gesunden Organen für Schwerkranke bekämpfen. Zunächst war sogar davon die Rede, den Willen zur Organspende im Führerschein zu vermerken. Die Erklärungs-Pflicht, so hörte man, sollte gesetzlich verbindlich sein. Dies dementierte das Ministerium. Später ließ Schmidt-Jortzig verlauten: In den Einwohnermeldeämtern seien Formulare auszulegen, in denen jeder darlegen solle, ob seine Organe im Todesfall recyclet werden können.

Ein Schuft, der unter soviel Gesinnungsdruck seine Nieren behalten will. In Rheinland-Pfalz forderte der CDU-Landeschef

Christoph Böhr, weil in Helmut Kohls Heimatland bundesweit die wenigsten Organe gespendet würden, solle das Land eine „Aufklärungskampagne" starten. Die Rheinland-Pfälzer gelten als ein rebellisches Völkchen: Auf eine Million Einwohner kommen dort statistisch „nur" 8,2 Organspenden.

Daß der „Hirntod" wohl kaum mit dem Tod des gesamten Menschen identisch ist, dafür legen die Autorinnen und Autoren dieses Bandes gewichtige Belege vor. Sie dokumentieren zugleich mit harten Zahlen und Fakten, daß der medizinisch-industrielle Komplex ein gewaltiges und noch unerhört zu steigerndes Milliardengeschäft mit der Transplantationsmedizin betreibt. Die Philosophie dieser Geschäftemacher ist denkbar simpel und utilitaristisch: Die High-Tech-Medizin kann unbegrenzt viele Organe verpflanzen und fast unbegrenzt damit Geld verdienen. Es gibt viele Patienten, also müssen möglichst viele Organe her. Die Transplantationsmedizin wird so zu einer boomenden Wachstumsbranche. Unverfroren fordert der Bundesverband Deutscher Unternehmensberater (BDU) „marktwirtschaftliche Anreize" zur Organspende. Wenn man in diesem Band liest, daß sich die Kosten für die Spenderorgane gegenwärtig zwischen 70 000 und 500 000 DM bewegen, dann wird deutlich, daß es längst nicht mehr allein um das Wohl der Kranken geht, wie das meist so tränentreibend beteuert wird.

Bei diesen Nützlichkeitserwägungen der High-Tech-Mediziner gehen die Ideale einer verantwortungsvollen, ganzheitlichen, sanften und vorbeugenden Medizin verloren. Muß das Ziel einer Gesundheitsvorsorge nicht lauten, die Zahl der geschädigten Organe so gering wie möglich zu halten? Geht nicht, wie die Autoren unseres Bandes ausführen, ein erhebliches Quantum der Nieren- und Leberschäden auf Alkohol-, Tablettenmißbrauch und falsche Ernährung zurück? Haben sich nicht viele Arteriosklerotiker und Herzkranke buchstäblich krank gefressen? Sind alle Organverpflanzungen notwendig? Viele Mediziner bezweifeln das. Wieviele Menschen überleben auf Dauer die Einpflanzung eines Spenderorgans? Darüber lügen die Ein-Jahres-Statistiken der auf Effekt bedachten Transplantationschirurgen natürlich elegant hinweg. Sind die Möglichkeiten der Krankheitsverhütung wirklich schon ausgeschöpft? Ist die heute so propagierte Transplantation wirklich der Königsweg der Medizin oder nicht vielmehr ihre Ausnahme?

Uns scheint, nirgendwo sind Nützlichkeitserwägungen leichtfertiger und unangemessener als auf dem Gebiet der Organtransplantationsmedizin. Der Mensch darf nicht instrumentalisiert werden, oder, wie Kant formulierte, „Der Mensch darf nicht zum Zwecke gemacht werden". In Japan gab es 1997 ebenfalls eine Diskussion um ein Gesetz zur Organentnahme. Der „Hirntod" wurde dort bei der parlamentarischen Verabschiedung nicht dem menschlichen Tod gleichgestellt. Organe dürfen aber aus dem Körper von Leichnamen, „einschließlich Hirntoter", entnommen werden, wenn der Spender zu Lebzeiten schriftlich seine Zustimmung erklärt hat und wenn die Angehörigen nichts gegen eine Organentnahme einzuwenden haben. Hier taucht zwar der „Hirntod" durch die juristische Hintertüre wieder auf, aber das Gesetz vom Juni 1997 entspricht der sogenannten „engen Zustimmungslösung", die von den deutschen Parlamentariern leider abgelehnt wurde. Japans Ministerpräsident Hashimoto bekannte bei der Abstimmung, bei der er sich demonstrativ der Stimme enthielt, „tief im Herzen definiert jeder von uns den Tod auf seine Weise". So ein Wort hätte man sich von Kanzler Kohl und seinem Minister Seehofer gewünscht.

Schlimm scheint uns auch, daß mit dem verabschiedeten deutschen Gesetz die Verantwortung über die Organentnahme moralisch delegiert wird. Wenn sich der „Hirntote" nicht zu Lebzeiten dazu geäußert hat, sollen die Angehörigen über die Explantation entscheiden können. Steht ihnen dieses Recht zu? Wissen Sie wirklich, was der Sterbende noch empfindet und was er verfügen würde? Sind Angehörige in der Extremsituation des drohenden Todes zu solchen Blitzentscheidungen überhaupt fähig? Ist ihnen unter den bohrenden Fragen der Ärzte überhaupt klar, daß sie damit auf eine Sterbebegleitung und das Ausleben ihrer Trauer bis zum natürlichen Ende ihres Schwerkranken verzichten?

Mit dem Transplantationsgesetz hat der Bundestag, so will uns scheinen, das Bild des Menschen reduziert und geschädigt. Er hat die Gehirnfunktionen des Menschen, also die intellektuellen Kapazitäten des homo sapiens, zum obersten Wert erhoben. Das ist der späte Fluch der einseitigen rationalistischen Menschendefinition des Philosophen René Descartes. Er begründete den Existenzbeweis mit der Formel: „Ich denke, also bin ich" (cogito ergo sum). Fehlt hier nicht sozusagen die Beschwörung der anderen, emotionalen Hirnhemisphäre und ihres Lebensbeweises: „Ich fühle, also bin ich"?

Bin ich tot, weil mein Gehirn nicht mehr funktionstüchtig ist? Ist der warme Körper meines sterbenden Partners, Vaters, Kindes oder der Mutter trotz „Hirntod" wirklich empfindungs- und seelenlos? Ist er oder sie nur mehr, wie manche Transplantationsmediziner zynisch sagen, „human vegetable", menschliches Gemüse? Professor Dr. Gerhard Roth vom Institut für Hirnforschung an der Universität Bremen gibt zu bedenken: „Der Mensch ist deshalb ein Mensch, weil er einen Körper hat. Wenn dieser im biologischen Sinne noch funktioniert, das Herz schlägt und die Organe Stoffwechsel zeigen, dann ist es unwesentlich, ob das Gehirn seine Funktion ausübt." Roth betont: „Der Mensch ist nicht deshalb schon tot, weil er nach dem Hirntod nicht mehr denkt... Das würde Koma-Patienten zu Leichen machen. Die Lösung des Problems liegt darin, daß man zugibt, daß der künstlich beatmete Hirntote ein Sterbender ist. Er ist auf dem Weg zum Tod, sein Gehirn ist irreversibel geschädigt, aber er ist keine Leiche. Man muß seinen Zustand als Sonderform von Leben ansehen."

Das ist der springende Punkt. Der Bremer Wissenschaftler nennt den Skandal beim Namen: „Um Transplantationen rechtlich möglich zu machen, mußte dieser sterbende Organismus daher zur Leiche erklärt werden. Das ist aber naturwissenschaftlich unhaltbar, wie man in jedem Physiologie-Lehrbuch nachschlagen kann." (Süddeutsche Zeitung, 12. 6. 1997).

Es geht um unsere Würde im Prozeß des Sterbens. Ein Recht auf ein Spenderorgan kann es nicht geben. Natürlich kann und darf jeder von uns über die Freigabe seiner Organe entscheiden. Aber dazu braucht er umfassende, ehrliche Informationen und eine offene ethische Auseinandersetzung. Im übrigen gilt das Wort Goethes an Charlotte von Stein (20. 12. 1771): „... möge doch das Schicksal jedem, den es liebt, einen Tod geben, der so analog zu seinem Leben sei".

Die flinken Ideologen der High-Tech-Medizin dürfen nicht das letzte Wort haben. Auch die Problematik des Pflegepersonals wie die Konflikte der Organempfänger müssen bedacht werden. Der umfassenden Aufklärungspflicht suchen die Experten dieses Buches mit hohem Engagement nachzukommen. Die „Dr. Max Otto Bruker-Stiftung" hat die Herausgabe dieser, wie uns scheint, wichtigen Dokumentation dankenswerterweise unterstützt.

Lahnstein, *Ilse Gutjahr*
Oktober 1997 *Dr. phil. Mathias Jung*

Richard Fuchs

Verabschiedung des Transplantationsgesetzes schreibt bisherige Praxis fort:

Entnahme von Organen nach „Hirntod" mit Zustimmung von Angehörigen

Bonn, 25. Juni 1997. Mit großer Mehrheit verabschiedete der Bundestag am Mittwoch, den 25. Juni 1997, ein Transplantationsgesetz, das die Entnahme und Verpflanzung von Organen regelt. Das Gesetz enthält außerdem umfassende Bestimmungen zur Organvermittlung und ein Verbot des Organhandels. Nach einer zum Teil anspruchsvollen, mehr als fünfstündigen Debatte, die allerdings in Anwesenheit von allenfalls ca. 150 Abgeordneten geführt wurde, setzten sich bei der darauf folgenden Abstimmung die Abgeordneten durch, die für die Beibehaltung der bisherigen Praxis votierten. Als die 2. und 3. Lesung gegen 14 Uhr beendet wurde, füllte sich der Plenarsaal mit Abgeordneten. Der Mehrheit der Stimmberechtigten entgingen auf diese Weise wichtige Argumente. Mit ihrer lautstarken Unterhaltung während der letzten halben Stunde im Plenarsaal demonstrierten sie ihr Desinteresse auch noch an den Vorträgen der letzten zwei Redner. Abgeordnete sind zwar abstimmungsberechtigt, aber weder verpflichtet, die Argumente anderer zu hören, noch nach Analyse des Gehörten logische Schlüsse als Entscheidungshilfen zu ziehen. Der Bundestag hat sich mit der Beantwortung der Frage im Transplantationsgesetz, wann ist der Mensch tot, ein Mandat erteilt, das ihm nicht zusteht.

Ein Teil der Drucksachen, die Gegenstand der Abstimmung sein sollten, wurden so kurz vor der Abstimmung veröffentlicht, daß keine Zeit zum sorgfältigen Studium blieb. Die Beschlußempfehlung und der Bericht des Ausschusses für Gesundheit, vom 23.6.97, standen den Abgeordneten zwei Tage vor der Abstimmung zur Verfügung und fünf Gruppenanträge vom 24.6.97 einen Tag vor der Abstimmung. Im Foyer zum Plenarsaal lagen die Drucksachen zur Bedienung für die herbeigeeilten Abgeordneten aus. In einer namentlichen Abstimmung sprachen sich 449 Abgeordnete von insgesamt 629 abgegebenen Stimmen für eine erweiterte Zustimmungslösung aus. 151 Abgeordnete stimmten mit nein.

Das heißt, wenn keine schriftliche Erklärung des Sterbenden vorliegt, können Angehörige unter Berücksichtigung des mutmaßlichen Willens sich für oder gegen eine Organentnahme entscheiden. Der Angehörige kann mit dem Arzt vereinbaren, daß er seine Erklärung innerhalb einer bestimmten vereinbarten Frist widerrufen kann. Nächste Angehörige im Sinne des Gesetzes sind in der Reihenfolge ihrer Aufzählung: 1. Ehegatten, 2. volljährige Kinder, 3. Eltern für minderjährige Kinder, 4. volljährige Geschwister, 5. Großeltern. Der Angehörige ist allerdings nur dann zu einer Entscheidung befugt, wenn er in den letzten zwei Jahren vor der Feststellung des „Hirntodes" des möglichen „Organspenders" zu diesem persönliche Kontakte hatte. Bei mehreren gleichrangigen Angehörigen genügt es, wenn einer von ihnen beteiligt wird und eine Entscheidung trifft; es ist jedoch der Widerspruch eines jeden von ihnen beachtlich. Ist ein vorrangiger Angehöriger innerhalb angemessener Zeit nicht erreichbar, genügt die Beteiligung und Entscheidung des nächsterreichbaren nachrangigen Angehörigen. Dem nächsten Angehörigen steht eine volljährige Person gleich, die dem möglichen Organspender bis zu seinem Tode in besonderer persönlicher Verbundenheit offenkundig nahegestanden hat; sie tritt neben den nächsten Angehörigen.

Für die Regelung, daß der „Hirntod" eine ausreichende Mindestnorm für eine Organentnahme sein soll, votierten 424 Abgeordnete. Danach ist die Entnahme von Organen nur zulässig, wenn „der Tod des Organspenders nach Regeln, die dem Stand der Erkenntnisse der medizinischen Wissenschaft entsprechen, festgestellt ist. Mit Tod ist der „nicht behebbare Ausfall der Gesamtfunktion des Großhirns, des Kleinhirns und des Hirnstamms“ gemeint. Der Stand der wissenschaftlichen Erkenntnis orientiert sich an den „vermuteten“ Erkenntnissen der Bundesärztekammer, der mit der Verabschiedung des Gesetzes die Definitionsmacht über die Todesfeststellung und das Meinungsmonopol übertragen wurde. Für die Alternative – Hirntod bedeutet nicht schon das Ende des gesamten menschlichen Lebens – stimmten nur 201 Abgeordnete. Das für die meisten überraschend deutliche Abstimmungsergebnis war das Ergebnis einer massiven Pression der Transplantationsmedizin im Vorfeld. Sie forderte ultimativ in drei Anhörungen des Gesundheits- und Rechtsausschusses des Deutschen Bundestages eine gesetzliche Gleichsetzung des Hirntods mit dem Tod des Menschen, anderenfalls würde sie sich jeglicher Transplantation in Deutschland verweigern.

Die beiden strittigen Fragen zum Hirntodkonzept und zu der Zustimmungslösung kamen mit Anträgen zum Transplantationsgesetz der Koalition und SPD zur Abstimmung. Zu den drei Anträgen, die jeweils Politiker mehrerer Fraktionen unterschrieben hatten, kamen in letzter Minute noch fünf weitere Änderungsanträge hinzu, von denen zwei wieder zurückgezogen wurden.

Ein von der Bundestagsfraktion der Bündnisgrünen alternativ vorgelegter Gesetzentwurf, der die enge Zustimmungslösung forderte, war vom Parlament kurz nach Beginn der Sitzung abgelehnt worden. Wie in der Vergangenheit können weiterhin Angehörige eines „Hirntoten“ nach dem mutmaßlichen Willen des Sterbenden befragt werden und eine Zustimmung für eine Organentnahme geben oder eine solche verweigern. Mit der Abstimmung, bei der die Abgeordneten an keine politische Weisung gebunden waren, fand eine zweijährige öffentliche Debatte ihr vorläufiges Ende.

Für eine erweiterte Zustimmungslösung engagierten sich u. a. Dreßler, Seehofer, Scholz, Rüttgers, Süßmuth, für eine enge Zustimmungslösung Wodarg, Schilly, Deubler-Gmelin, Knoche, Götzer, van Klaeden, Schmidt-Jortzig, Thomae. Seehofer verwies darauf, daß die Bereitschaft der Bevölkerung, Organe zu spenden, „auf den Nullpunkt sinken" würde, wenn im Gesetz nicht fest verankert würde, daß der Tod Voraussetzung für die Organentnahme sei. Er möchte den „Hirntod" als Zeitpunkt für eine Organentnahme gesetzlich festlegen, ohne daß damit „der Zeitpunkt des Todes" juristisch geregelt wird. Auch den Ärzten würde Ungeheuerliches zugemutet. Möllemann, ebenfalls Vertreter der erweiterten Zustimmungslösung, sagte: „Wir können uns nicht darauf verlassen, daß die Bevölkerung das tut, was getan werden muß." Daß die Menschen ihre Spendenbereitschaft dokumentieren, nur weil man sie dazu aufrufe, sei nicht sehr wahrscheinlich. Diese Debatte „ist eine moralisch-ethische Gratwanderung", sagte der Sozialdemokrat Rudolf Dreßler. Mit der Abstimmung verlor die Mehrheit der Abgeordneten die Balance bei der Gratwanderung und stürzte ab, wie Michael Emmerich von der „Frankfurter Rundschau" kommentierte.

Monika Knoche betonte, daß das Ziel der Gesetzgebung nicht die Erleichterung der Organgewinnung, sondern die Wahrung der Interessen der Sterbenden zu sein habe. Es gebe keinen guten Zweck, der den Verzicht auf die Menschenwürde und die Verlegung des Todeszeitpunkts rechtfertige. Der Arzt und SPD-Abgeordnete Wolfgang Wodarg wies darauf hin, daß es vor allem Mißtrauen gegenüber der Ärzteschaft und dem Medizinbetrieb sei, der viele Menschen davon abhalte, sich als Organspender zur Verfügung zu stellen. Es gebe Unsicherheit und Furcht, daß nicht die Interessen des Spenders berücksichtigt würden, sondern daß der hohe Bedarf an Organen im Vordergrund stehe. Den Hirntod als Kriterium für die Organentnahme anzuerkennen, bedeute, daß „Bewußtlose zu Toten umdefiniert" würden, um Organe zu gewinnen. Obwohl sich auch die Befürworter einer engen Zustimmungslösung für die Förderung der Transplantationsmedizin in ihren Statements aussprachen, verfolgten sie indirekt mit ihrem Antrag das Gegenteil. Denn 1996 lag bei 3228 Organtransplantationen nur in 34 Fällen eine persönliche Einwilligung der Spender vor. Das heißt mit der engen Zustimmungslösung würde die Transplantationsmedizin annähernd zum Erliegen kommen. Daß verfassungs- und strafrechtliche Bedenken den Schluß hätten nahelegen können, die Transplantationsmedizin – sieht man von Lebendspenden ab – habe keinerlei rechtliche Grundlage, mochte von den Abgeordneten niemand vertreten.

Seinen Ausgang fand das nun verabschiedete Transplantationsgesetz in den gemeinnützigen Organisationszentralen KfH/DSO (Kuratorium für Dialyse und Nierentransplantation/Deutsche Stiftung Organtransplantation) in Neu-Isenburg, die mit einem Umsatz von über 900 Millionen Mark zu den Nutznießern zählen. Nachdem der im Jahr 1978 von der Bundesregierung vorgelegte Entwurf eines Transplantationsgesetzes (Widerspruchslösung) im Gesetzgebungsverfahren gescheitert war, erteilte die Gesundheitsministerkonferenz der Länder im Oktober 1991 der Arbeitsgemeinschaft der leitenden Medizinalbeamten den Auftrag, eine gesetzliche Regelung für die Organtransplantation vorzubereiten. Die Gesundheitsminister und -senatoren der Länder billigten daraufhin im November 1993 den Entwurf für ein Mustergesetz. Der überarbeitete Entwurf wurde von den Ländern Hessen und Bremen am 30. Juni 1994 als Gesetzantrag im Bundesrat eingebracht. Als Verfasser war nach Aussagen seines Amtsnachfolgers Osmers sein Vorgänger Dr. Thomas Zickgraf in enger Abstimmung mit der KfH/DSO im nahegelegenen Neu-Isenburg federführend. Dr. Zickgraf war Abteilungsleiter Gesundheit im hessischen Landesministerium für Gesundheit in Wiesbaden und beschäftigte sich nach Aussagen seiner ehemaligen Mitarbeiter zwei Jahre mit der Abfassung des Gesetzentwurfes. Nach Beendigung dieser Tätigkeit wechselte er zur DSO und steht heute auf deren Gehaltsliste.

Seit einer Grundgesetzänderung Ende 1994 wurde der Weg frei für ein bundeseinheitliches Transplantationsgesetz. Vorher lag die Kompetenz, wie auch auf anderen Gebieten des Gesundheitswesens, bei den Ländern. Noch im selben Jahr der Grundgesetzänderung scheiterte eine Gesetzesinitiative, die, mit einer Widerspruchslösung, Scharping im Bundesland

Rheinland-Pfalz auf den Weg brachte. Während einerseits Dr. Zickgraf in enger Absprache mit KfH/DSO als Ghostwriter des verabschiedeten Transplantationsgesetzes gilt, gestand die CDU-Abgeordnete Philipp in ungeschminkter Offenheit: „Wir übernehmen mit dem Antrag zum Transplantationsgesetz den Transplantationskodex, den sich die Transplantationszentren selbst gegeben ... haben. Man scheute davor zurück, für den Tod von Tausenden von Patienten in namentlicher Abstimmung persönlich verantwortlich gemacht zu werden." Gegen das Gesetz wurden bereits Verfassungsklagen angekündigt.

Das Transplantationsgesetz und seine wirtschaftlichen Folgen

Erklärtes Ziel des Transplantationsgesetzes ist nicht nur, den transplantierenden Ärzten Rechtssicherheit zu geben, sondern vor allem die Transplantationsfrequenz zu erhöhen. In mehreren Paragraphen verpackt, zeigen sich Wege, dieses Ziel zu verfolgen:

- Mit dem § 6a werden nun Ärzte nicht nur in Krankenhäusern mit Intensivpflege, sondern in allen Krankenhäusern *verpflichtet, Ärzten der Koordinierungsstelle Auskünfte über einen möglichen Organspender zu erteilen.* Obwohl dies aus datenschutzrechtlichen Gründen nicht erlaubt ist, verfolgt der Gesetzgeber die Absicht, alle potentiellen Organspender zu erfassen. (Rund 900 000 Menschen sterben jährlich in der Bundesrepublik Deutschland an Herz-/Kreislaufversagen und ca. 5 000 als Folge des Ausfalls der Hirnfunktionen). Einen finanziellen Nutzen werden nicht nur die Transplantationszentren davon haben, sondern auch die Organisationszentralen und -büros von KfH/DSO und nicht zuletzt die „Geber-Krankenhäuser" und die an der Hirntod-Diagnose und Explantation beteiligten Ärzte. In Fachkreisen wird der Transplantations- und Dialysemarkt auf insgesamt 4,7 Milliarden Mark geschätzt.
- Nicht nur der beabsichtigten *Mengenausweitung wegen,*

sondern auch bedingt durch das gesetzlich gestattete Überschreiten der Fallpauschalen, wird eine weiter galoppierende Kostensteigerung entstehen. Nach Ansicht der Spitzenverbände der Krankenkassen sind die Fallpauschalen von rund 100 000 bis 240 000 Mark pro Fall bereits jetzt um 10 bis 12 Prozent überhöht. In § 21 heißt es unter der Überschrift „Änderung des fünften Buches Sozialgesetzbuch: Die Frist von 14 Tagen oder drei Monaten kann in medizinisch begründeten Einzelfällen im Einvernehmen mit dem einweisenden Arzt verlängert werden." Wem anders, als den an dem Geschäft beteiligten Ärzten, wird damit die Definitionskompetenz erteilt, zu entscheiden, wieviele medizinisch begründete Einzelfälle es geben darf. Außerdem erhalten Transplantationszentren die erste Option zur weiteren Betreuung und „wissenschaftlichen Begleitung" ihrer Patienten auch für die postoperative Phase nach der Entlassung.

- *Erweiterung der Todeskriterien als Organentnahmezeitpunkt.* Das verabschiedete Transplantationsgesetz sieht außer dem Hirntod auch den Herz-/Kreislauftod als Entnahmekriterium vor. Daraus ergibt sich, daß ein Teil der jährlich 900 000 in Deutschland an Herz-/Kreislauftod verstorbenen Menschen, soweit ihre Organe noch brauchbar sind, zusätzlich zu potentiellen Organspendern werden. In der Überschrift zu § 3 heißt es: *„Organentnahme nach endgültigem, nicht behebbarem Ausfall der gesamten Hirnfunktion oder Stillstand von Herz und Kreislauf."* In den Niederlanden, England und Spanien ist Herz-/Kreislauf-Versagen als Kriterium für eine Organentnahme bereits eingeführt.

Der deutsche Gesetzgeber läßt offen, wann die Organentnahme nach dem wirklichen Tod erfolgen soll. Anhaltspunkte hierfür, wie die neue Zielgruppe behandelt werden könnte, bieten andere Länder. Das Land der unbegrenzten Möglichkeiten hat für die Beantwortung der Frage, wie schnell geschnitten werden darf, bereits seit langem ein richtungweisendes Protokoll verfaßt. Im weltweit größten Transplantationszentrum in den USA wird bereits nach 120 Sekunden Herz-/Kreislauf-

Stillstand explantiert. Vor dem Hintergrund langanhaltender Rezession in der Stahlindustrie hat die amerikanische Stadt Pittsburgh rechtzeitig mit der Diversifizierung seiner heimischen Industrie begonnen. Mit der Industrialisierung des menschlichen Körpers schaffte sie es, ein großes Stück aus dem Kuchen des Wirtschaftskomplexes Gesundheit herauszuschneiden und damit Arbeitsplätze zu erhalten. Vermarktet wird, was der Körper hergibt – freiwillig, aber auch unfreiwillig. Im Stadtteil Oakland arbeiten rund 20000 Beschäftigte in medizinischen Forschungszentren, Krankenhäusern, Transplantationsabteilungen, Vor- und Nachsorgediensten für Organempfänger. Alle 18 Stunden, berichtet der Touristenführer, wird ein Organ verpflanzt. (vergl. Erika Feyerabend in Spezial Publik-Forum, Schöpfung nach Maß: perfekt oder pervers, 1995, S. 58)

Um den Transplantationstakt um weitere 20–25 Prozent zu steigern, setzten sich Mediziner im Transplantationszentrum Pittsburgh über Tabus hinweg. Sie lassen Schwerstkranke kontrolliert sterben, um nach 120 Sekunden Herz-/Kreislauf- bzw. Atemstillstand deren Organe unversehrt entnehmen zu können. Da die Patienten in diesem Zustand wiederbelebt werden könnten, sind sie nicht einmal nach den Hirntodkriterien tot. Voraussetzung für diese Art der Tötung ist allerdings die Zustimmung des Patienten oder, wenn dieser nicht mehr dazu in der Lage ist, die seines Vertreters, seiner Familie oder seines Arztes. (Pittsburgher Protokolls, 18.5.1992, Übers. Wilma Kobusch) Hier heißt es, daß das Abschalten der Geräte nicht immer dazu führt, daß der Patient kurze Zeit danach stirbt, obwohl davon ausgegangen wird. Daher „muß der Arzt persönliche Erfahrung mit der Beendigung lebenserhaltender Maßnahmen haben, insbesondere mit dem Abschalten von Maschinen bei Patienten mit dem Status „nur Basispflege" „Organe dürfen erst nach der Bescheinigung des Todes explantiert werden." „Um die Ischämie (Beendigung der Durchblutung) so kurz wie möglich zu halten, können alle anderen einschlägigen Vorbereitungen zur Explantation bereits vor Eintritt des Todes durchgeführt werden."

Unter den Spenderpatienten sind keinesfalls nur alte Menschen, denen man nur noch „Kleinteile" entnimmt, falls ihre anderen Organe zu sehr verbraucht sind, sondern frisch Verunfallte und anders zu Schaden Gekommene. Die regionale Organbank in Illinois bemächtigt sich der benötigten Körperteile nach dem unkontrollierten Tod von Menschen, indem diese in der Notfallabteilung von Krankenhäusern sofort nach dem Herzstillstand eisgekühlt werden. Auch ohne Einwilligung der Betroffenen werden Katheder in den Nieren- und Bauchraum eingeführt und dann mit einer gekühlten Perfusionslösung konserviert. Erst danach setzt man Verwandte in Kenntnis und bittet sie um die Zustimmung zur Organspende. Erwogen wird auch eine Teilkühlung an noch bewußten Menschen, bevor die intensivmedizinische Behandlung abgebrochen wird. Der gewünschte Herzstillstand stellt sich nach Abbruch der Beatmung auch nicht immer ein. Deshalb ist man zu kürzeren Entwöhnungsphasen übergegangen.

Die Soziologin, Prof. Renée Fox, University of Pennsylvania/Philadelphia, spricht im Zusammenhang mit Konsequenzen, die sich aus dem Protokoll ergeben, von „einer gemeinen Art eines medizinisch rationalisierten Kannibalismus, die verboten werden müßte". Unter einem zunehmenden Nachfragedruck sind Tendenzen zu einer Übernahme des „Kannibalismus" auch in Deutschland nicht auszuschließen. In dem neuen Transplantationsgesetz wird nicht gesagt, welche Schonfrist den Verstorbenen eingeräumt wird.

- *Lebendspenden bieten ein unbegrenztes Reservoir an Organen.* Das Transplantationsgesetz erlaubt Lebendspenden nicht nur zwischen Verwandten ersten und zweiten Grades, sondern auch zwischen „Ehegatten, Verlobten oder anderen Personen, die dem Spender in besonderer persönlicher und sittlicher Verbundenheit offenkundig nahestehen." Gespendet werden dürfen Niere, Split-Leber und -Lunge. Auf eine zusätzliche Variante – einer anonymen Nierenspende – machte 1996 der Lübecker Chirurg Jochem Hoyer aufmerksam. Er wollte mit seiner altruistischen Spende einer Niere ein Zeichen setzen. Im Vorgriff auf eine liberale Gesetzgebung wurden bereits 1996 in Hamburg und Berlin „Liebesspenden" zwischen Ehepartnern ausgetauscht. Wegen unterschiedlicher Blutgruppen und Gewebetypen gelingt dies aber nicht immer. Weil die Nieren des Ehepaares Christian und Gertraud Klages in Riedmoos/Bayern nicht kompatibel waren, suchten sie daher über Großanzeigen andere spendenwillige Partner für eine „Cross-Spende". Mit dem erweiterten Spektrum an Möglichkeiten wird nun jeder zu einem wandelnden Organspender mit der Option auf eine verdeckte Vergütung. Denn Lebendspenden können wegen verdeckter Vorteilsnahmen eine Kommerzialisierung auf Sicht nicht verhindern. Das mit dem neuen Gesetz ausgesprochene Verbot des Organhandels wird auf diese Weise konterkariert.

In Deutschland waren 1996 lediglich sechs Prozent aller Nierentransplantationen Lebendspenden, in Norwegen z.B. 49 Prozent, in Griechenland 67, in Dänemark und Schweden rund 24 Prozent und in den USA 25 Prozent. Für die 129 Transplantationen in Deutschland stellten die Eltern 60 Prozent, Geschwister 18 Prozent, Eheparter 17 Prozent und sonstige 5 Prozent eine Niere.

Der Pittsburgher Transplantationsmediziner Th. Starzl, ansonsten als risikofreudig bekannt, stoppte bereits 1972 den Arbeitsbereich „Living-to-living"-Transplantationen wegen des Risikos für die Spender. Ihm waren 20 Fälle bekannt, bei denen die Entnahme einer Niere für einen ursprünglich gesunden Menschen tödlich endete.

Feindliche Übernahme der Organe durch das Recht des Stärkeren

Im 30sten Jubiläumsjahr der ersten Herzverpflanzung wurde mit der Verabschiedung des Transplantationsgesetzes am 25. Juni 1997 gleichzeitig ein dreißigjähriger Krieg zu Gunsten der Transplantationsmedizin entschieden. Bis zum Zeitpunkt der Verabschiedung des Transplantationsgesetzes erfolgte die feindliche Übernahme der „hirntoten" Patienten mit dem kostbaren Gut ihrer durchbluteten Organe in einer rechtlichen Grauzone mit Hilfe eines hausgemachten Rechtfertigungsversuches. Wie in alten Zeiten wurde die normative Kraft des Faktischen plötzlich geltendes Recht. Der Chirurg „kriegt" die Organe zur weiteren Bewirtschaftung kostenlos, in aller Regel ohne Einwilligung des fälschlicherweise so bezeichneten „Organspenders". Eine rechtliche Auseinandersetzung muß er nicht fürchten.

Der Begriff „Kriegen" im Sinne von capere hängt übrigens etymologisch mit „Krieg", bellum, zusammen; kriegen heißt also ursprünglich durch Krieg erwerben (bello capere), es ist die occupatio bellica der Römer statt in zwei Worten in einem einzigen Wort. Zur Römerzeit war es noch eine Lust, Soldat zu sein – eine noch größere Lust, Jäger, Vogelsteller oder Angler zu sein. Er kriegte durch die feindliche Übernahme alles kostenfrei. Der Feind war völlig rechtlos, alles, was er hatte, gehörte dem braven Soldaten, der es ihm abjagte; es kam nur darauf an, daß er es kriegte. Die Schlachtfelder unserer Tage haben sich in Räume verlagert, in denen es etwas auszuschlachten gibt. Endlich ist auch der Begriff des „Feindes" erweitert worden: Feind ist jeder, der etwas hat und von dem man etwas kriegen kann.

Auch heute fallen Organe, wie die Brillen von Fielmann, zum Nulltarif in die Hände der Transplantationsmediziner. Der sogenannte „Organspender", der in ca. 98 Prozent kein freiwilliger Spender ist, wird per Definition seiner Rechte beraubt, auch noch seiner postmortalen Persönlichkeitsrechte. Er ist weder einwilligungsfähig, noch kann er vor dem „Feind" fliehen. Obwohl er noch Rechte als Sterbender auf Leben und körperliche Unversehrtheit besitzt, wird er durch den Akt der Organentnahme getötet. Die Transplantationszentralen von KfH/DSO, deren Teams in die „Geber-Krankenhäuser" ausrücken, um bei der Hirntod-Diagnose und der Konditionierung des „Spenders" zu assistieren, nennen diesen Vorgang „Ernte". Was jahrzehntelang in einer rechtlichen Grauzone stattfand, ist nun mit der Verabschiedung des Gesetzes legitimiert. Der „Hirntote" bleibt rechtlos; es kommt nur noch darauf an, die Angehörigen zu überzeugen.

§ 2 des Transplantationsgesetzes: Aufklärung der Bevölkerung, Erklärung zur Organspende, Organspenderegister, Organspendeausweis. „Die nach Landesrecht zuständigen Stellen, die Bundesbehörden im Rahmen ihrer Zuständigkeit, insbesondere die Bundeszentrale für öffentliche Aufklärung, sowie die Krankenkassen sollen auf der Grundlage dieses Gesetzes die Bevölkerung über die Möglichkeiten der Organspende, die Voraussetzungen der Organentnahme und die Bedeutung der Organübertragung aufklären. Sie sollen auch Ausweise für die Erklärung zur Organspende (Organspendeausweis) zusammen mit geeigneten Aufklärungsunterlagen bereithalten." Wie eine solche Aufklärung aussehen könnte, demonstrierte der Bundesgesundheitsminister bereits mit einer Kampagne.

Willst Du ein Herz mir schenken? 30 Jahre Herzverpflanzung

„Schön, wenn Sie Ihr Herz verschenkt haben. Wollen Sie's nach Ihrem Tod noch einmal tun?" So warb kürzlich eine Headline unter einem romantischen Fotomotiv mit einem Liebespaar für Organspenden. Das im Zeitgeist der Markenartikelwerbung gestylte Sujet in auflagenstarken deutschen Printmedien, ließ vermuten, daß hier ein Multimillionen-Markt beworben wurde. Und in der Tat, die werblichen Investitionen zahlen sich aus. Denn jeder überzeugte potentielle Organspender, der nicht nur ein Herz hat für seinen kranken Nachbarn, sondern in eine Multiorganentnahme einwilligt, stellt der Transplantationsmedizin für die Bewirtschaftung seiner Organe eine Wertschöpfung von rund 700 000 Mark in Aussicht, „Kleinteile" nicht eingerechnet. Während die knapper werdenden finanziellen Mittel im Gesundheitswesen andere Patienten in Bedrängnis bringen, werden die ohnehin hohen Kosten für Transplantationen durch die zu erwartende Mengenausweitung weiter eskalieren.

In der gewerblichen Wirtschaft ist es üblich, daß derjenige

den Werbeetat zur Verfügung stellt, der auch von der Werbung profitiert – ganz anders hier. Die Schaltung der Anzeigenserie mit insgesamt fünf verschiedenen Sujets, in der Zeit vom Oktober 1996 bis Januar 1997, zahlte der Steuerzahler. In der Begründung zum fraktionsübergreifenden Transplantations-Gesetzentwurf versprachen die Autoren dieses Entwurfes, für den Fall der Verabschiedung dieses Gesetzes, die Bevölkerung über alle Aspekte der Transplantationsmedizin aufzuklären. Doch eine Aufklärung war in der Werbung nicht zu erkennen. Vorauseilend griff der Bundesminister für Gesundheit (BMG) Seehofer in die Kasse der Steuerzahler und stellte für die Kampagne der Bundeszentrale für gesundheitliche Aufklärung (BZgH) einen Drei-Millionen-Etat zur Verfügung. Der glückliche Gewinner einer Agenturpräsentation war die Werbeagentur Slagman's in Hamburg, der es gelungen war, laut Sengler vom BMG, den richtigen Ton zwischen emotionaler und rationaler Ansprache zu finden. Als KritikerInnen beanstandeten, daß das Geld zu früh und zweckentfremdet ausgegeben würde, war es bereits zu spät, die Kampagne zu stoppen.

Das Ziel war verfehlt. Denn die BZgH im Auftrag des BMG und die Werbeagentur Slagman's machten sich mit ihren Aussagen der bewußten Irreführung schuldig. Obwohl Transplantationsmediziner seit nunmehr fast 30 Jahren das Hirntodkonzept als Legitimationsformel und Geschäftsgrundlage bemühen, werden Organe nicht nach dem Tod des Menschen entnommen, wie es die Anzeige glauben machen wollte, sondern Sterbenden. Wenn der Besitzer eines Organspendeausweises das Herz erst nach seinem Tod verschenkt – also nicht mehr lebensfrisch durchblutet –, nützt es dem Empfänger weniger. Eine Intervention des Gesundheitsausschusses des Deutschen Bundestages beendete die irreführende „Aufklärungskampagne“. Abmahnungen bei dem deutschen Werberat führten hingegen nicht zum Erfolg, da der werbetreibende Absender kein kommerzielles Unternehmen ist.

Was hier exemplarisch beschrieben wird, ist symptomatisch für viele Kampagnen, die für eine Organspende werben, ob mit der Motivation der Nächstenliebe oder schlechtem Gewissen. Diese „Aufklärung" wird in Zukunft – weil gesetzlich verordnet – von Bund, Ländern, Kommunen und Krankenkassen finanziert werden müssen. In den Reigen der werbenden Multiplikatoren reihten sich auch schon bisher Apotheker, niedergelassene Ärzte und die Bundesärztekammer ein, der Caritasverband e.V., das Deutsche Rote Kreuz, der ADAC, die Johanniter-Unfall-Hilfe, der Malteser-Hifsdienst und der Bundesverband der Motorradfahrer. Rettungsdienste und Motorradclubs gelten als besonders willkommen, da sie eine naturgegebene Beziehung zum Unfallgeschehen im Verkehr haben. Sollten Sie aber die Idee haben, den Arzt oder Apotheker nach den Nebenwirkungen seiner Empfehlung zu fragen, wird er Ihnen nicht antworten, entweder, weil er diese nicht kennt, oder wenn er sie kennt, wird er sie Ihnen vorenthalten.

Hinter dem Spiel mit dem schlechten Gewissen auf der einen und dem oft genug falschen Spiel mit der Hoffnung auf der anderen Seite, verbergen sich immer handfeste kommerzielle Interessen. Berührt sind auch juristische Fragen bei jeder Werbung und der damit verbundenen Aufforderung, einen Organspendeausweis auszufüllen. Eine wahrhaftige Aufklärung darüber, was der Besitz eines Organspendeausweises für Folgen haben kann, muß nach juristischem Verständnis erfolgen, bevor dieser Ausweis ausgefüllt wird. Denn im Akutfall ist der Ausweisinhaber ein nicht kommunikationsfähiger Patient. Nach der gegenwärtig gültigen Rechtssprechung stellt jeder ärztliche Eingriff eine Körperverletzung im Sinne der §§ 223, 230 StGB, und § 823 BGB, wie auch eine Verletzung der in Artikel 2 GG garantierten körperlichen Integrität und des allgemeinen Persönlichkeitsrechts dar. Diese Feststellung wiegt umso schwerer, als es sich bei der Hirntod-Diagnose, ganz zu schweigen von der Organentnahme, um einen fremdnützigen Eingriff handelt. Da der Hinweis auf diese Rechtsgüter sich störend auf die ohnehin unterentwickelte Spendenbereitschaft auswirken würde, verzichtet man auf eine wahrhaftige Aufklärung; statt dessen kommt es immer wieder zu irreführenden Aussagen in der Werbung.

Während die Zahl der Multiplikatoren, die sich für den „Akt der Nächstenliebe" einsetzen, unbegrenzt erscheint, sind deren Aussagen umso begrenzter. Noch einen Tag vor der Verabschiedung des Transplantationsgesetzes im Deutschen Bundestag am 25.6.1997 apellierte die Initiative „Sportler für Organspende" an die Abgeordneten, ihr Kreuz an der richtigen Stelle zu machen. Steffi Graf, Franziska von Almsick, Franz Beckenbauer, Jürgen Klinsmann, Karl-Heinz Rummenigge etc. unterstützten den Antrag Dreßler/ Seehofer zum Gesetzentwurf, der eine erweiterte Zustimmungslösung bei der Organentnahme vorsieht. Der ehemalige Tischtennis-Nationalspieler und heutige Aufsichtsratsvorsitzende der Adam Opel AG, Hans Wilhelm Gäb, dessen Leben, wie er sagt, 1994 durch eine Lebertransplantation gerettet wurde, gründete 1996 die Initiative. Franz Beckenbauer, das Zugpferd der Initiative, sagte: „Ich wußte gar nicht, um was es da genau geht, ehe mich Hans Wilhelm Gäb auf das Thema angesprochen hat." Und weiter: „Ich brauche gar nicht darüber nachzudenken, daß ich mitmache." (Rhein. Post, 14. 5. 97) Kein Geringerer als der Bundeskanzler persönlich, übernahm die Schirmherrschaft für ein Golfturnier in Bitburg, um das sich die Sportprominenz bewarb, und stiftete einen Preis für den guten Zweck.

Leber und Leberlassen

Seit langem hat auch die Unterhaltungsindustrie das Thema Organspende als „Soapopera" für bessere Einschaltquoten entdeckt, aber auch Kabarettisten mit z. B. der Programmnummer „Leber und Leberlassen". Der Kölner „Express" verkaufte am 19. April 1997 sein Blatt mit dem Aufmacher: „Schwarzenegger – Neues Herz vom Schwein?" Der so verschaukelte Leser erfuhr auf Seite drei, daß es sich um eine neue Herzklappe vom Schwein gehandelt habe.

Im „Denver Clan" spendete eine wildfremde Frau das Herz ihres hirntoten Kindes, um das Baby von Blake und Christel zu retten. Marco Busch starb im „Marienhof", weil er nicht rechtzeitig wegen seiner seltenen Blutgruppe ein Spenderherz bekam. In der „Lindenstraße" besorgte Berta ihrem todkranken Hajo eine illegale Spenderniere. Wenn aber die Organe für das Weiterleben in einem fremden Körper ungeeignet sind oder die Angehörigen ihre Zustimmung zur Organentnahme verweigert haben, darf der Stecker 'rausgezogen werden: Nachdem in „Dallas" Ray Krebbs wochenlang am Bett seines hirntoten Neffen Micky gesessen hatte, entschloß er sich für den „Gnadenakt". Er zog den Stecker heraus. Angela Channing in „Falcon Crest" lag eine ganze Staffel lang im Koma. Bevor die Verwandtschaft den roten Knopf drücken konnte, wachte die Frau wieder auf. Als in der „Lindenstraße" die kleine Meike Schildknecht ins Koma fiel, wollte Papa Franz den Stecker ziehen. Meike starb, bevor der Vater dazu kam. Der ältere Nachbar Hubertchen Koch wachte dagegen nach mehr als zwei Monaten wieder aus seinem Koma auf. Aber noch am Tag der Entlassung aus dem Krankenhaus starb er an Hirnschlag.

Bundesärztekammer: Für Behandlungsabbruch Hirntod-Diagnostik nicht zwingend erforderlich

Wie in der Soap-Opera erlaubt auch die Bundesärztekammer ihren Zwangsmitgliedern das Abstellen der Beatmungsmaschine, selbst wenn keine Hirntoddiagnose zuvor vorgenommen wurde. Entgegen der oft wiederholten Aussage, das Hirntodkonzept sei nicht nur für die Transplantationsmedizin vereinbart worden, sondern auch als Zeitpunkt für die Beendigung intensivmedizinischer Maßnahmen, ist laut Bundesärztekammer (BÄK) in der Intensivmedizin in einem solchen Fall, der „die Erfolglosigkeit weiterer therapeutischer Maßnahmen erkennen läßt, sodaß nicht mehr das Leben erhalten, sondern nur noch das Sterben verlängert werden kann; in solchen Fällen ist eine Hirntod-Diagnostik nicht zwingend erforderlich." Diese Feststellung läßt im Zusammenhang mit den

Richtlinien für Sterbebegleitung der BÄK viele Handlungsoptionen für Ärzte offen, ohne gleichzeitig rechtliche Auseinandersetzungen fürchten zu müssen.

Der sogenannte „Hirntod" wurde schon lange, bevor nun der Bundestag ihn durch die Verabschiedung des Transplantationgesetzes adelte, von der Transplantationsmedizin etabliert und von Pschyrembel, Totenschein, Krankenkassen, Staatsanwaltschaften und Fiskus als „sicheres Zeichen des Todes" übernommen, ohne jedoch Indizien zu erkennen, daß es sich um den wirklichen Tod des Menschen handelt. In den seit 1997 bundesweit einheitlich formulierten Totenscheinen der Bundesländer erteilen die Verfasser der Ärzte- und Staatsanwaltschaft eine zweckspezifische Tötungslizenz: Unter der Rubrik „Sichere Zeichen des Todes" sind ungewöhnliche Definitionsvarianten zu finden: „Totenstarre O, Totenflecke O, Fäulnis O, Hirntod O, Mit dem Leben nicht zu vereinbarende Körperzerstörung O."

Auf eine Eingabe des Verfassers dieses Artikels beim Ministerium für Arbeit, Gesundheit und Soziales des Landes Nordrhein-Westfalen, antwortete Dr. Schiffers am 3.4.97: „Schon seit vielen Jahren ist der Hirntod als sicheres Todeszeichen anerkannt; hierzu verweise ich nur auf das Ihnen bekannte Todesbescheinigungsformular (NRW) aus dem Jahr 1986. (...). Es ist mir deshalb nicht möglich, Ihrem Vorschlag folgend den Hirntod aus dem Formular herauszunehmen." In einem Telefonat erklärte Dr. Schiffers, daß das Hirntodkriterium u.a. der Arbeitserleichterung für Hausärzte bei der Todesfeststellung diene, damit der Arzt nur einmal kommen müsse. Auf den Einwand, daß ein Hausarzt nicht in der Lage sei, den Hirntod zu diagnostizieren, mochte er sich nicht einlassen.

Die interessengeleitete Verabredung bedeutet u. a., daß mit dem Hirntod das Vertragsverhältnis zwischen den Krankenkassen und dem „hirntoten" Patienten erlischt und damit auch die Leistungspflicht für die weitere Pflege des ehemaligen Mitglieds. Wie trotzdem eine Weiterbehandlung im Interesse eines Fremden und die Finanzierung der Spenderkonditionierung gerechtfertigt ist, bleibt von den Krankenkassen unbeantwortet. Für die Deutsche Stiftung Organtransplantation (DSO) ist die aufwendige Pflegeleistung des potentiellen Organspenders eine „vorweggenommene Empfängertherapie". Das Klinikpersonal ist wiederum nicht zu einer Übernahme der Pflegeleistung verpflichtet. Denn kein Dienstauftrag schreibt vor, tote Menschen pflegen zu müssen. Finanziert wird die Spenderkonditionierung letzten Endes durch eine Rückvergütung eines Teils der Fallpauschalen (in Höhe von rund 12 000 Mark pro Fall) an die KfH/DSO. Seit dem 1. 1. 1996 werden Organtransplantationen nach Fallpauschalen mit den Krankenkassen abgerechnet.

Gesunde Geschäfte mit kranken Kassen

Wie kaum in einem anderen Wirtschaftszweig in unserer Gesellschaft, liegen Menschlichkeit der Chirurgen und kommerzielles Interesse wie im Multimillionenmarkt der Transplantationsmedizin so dicht beieinander. Bei den Fallpauschalen für Transplantationen, die je nach Art des Organs zwischen rund 100 000 und 240 000 DM in der Regel und bis zu 500 000 DM in besonders begründeten Ausnahmefällen liegen können, lohnt es sich auch, aus kommerziellen Gründen über eine forcierte Organbeschaffung nachzudenken. Zusammen mit dem gewinnbringenden Dialysemarkt entstehen mit der Organtransplantation jährlich Kosten von rund 4,7 Milliarden Mark für das Gesundheitswesen. Da die Bilanzen der Transplantationsmedizin sich sehen lassen können, geht es bei Diskussionen immer um die Stimulierung des Marktes unter Verweis auf den zunehmenden Bedarf an Organen. Aspekte der Krankheits- und Kostenvermeidung blieben ebenso ausgespart, wie Fragen nach Risiken und Nebenwirkungen der Schulmedizin:

- Wie entstehen Organschädigungen, die aus z.T. gesunden Menschen Organempfänger machen?
- Wie lassen sich diese Schädigungen vermeiden?
- Welchen Teil der Ursachen hat die Schulmedizin, die Phar-

maindustrie, die Gesundheitspolitik zu verantworten und welchen Teil der Patient?

- Wieviele Schädigungen lassen sich durch Verzicht u. a. auf Schmerzmittel und durch alternative Behandlungsmethoden lindern oder gar heilen?
- Welche Kosten und Folgekosten entstehen für die Solidargemeinschaft der Versicherten jetzt und in Zukunft?
- An welchen Folgekrankheiten sterben weiterhin kranke Organempfänger und wann?
- Welche Krankheiten, wie z. B. Aids, Krebs übernehmen Empfänger von Spendern?
- Welches Interesse hat die Pharmaindustrie an Organtransplantationen durch den gesicherten Absatz von Immunsuppressiva?
- In welchem Umfang sind Statistiken und Erfolgsmeldungen interessengesteuert gefälscht?

Läßt sich die bisherige Praxis und das Transplantationsgesetz mit dem Grundgesetz und dem Strafgesetz vereinbaren?

Statt Krankheitsvermeidung zu finanzieren, ist mit der Verabschiedung des Transplantationsgesetzes als „Organ-Beschaffungsgesetz" – man könnte es auch Ermächtigungsgesetz nennen – die Basis geschaffen worden, für das letzte und teuerste Gefecht mit oft genug kranktherapierten Patienten:

- Nun ist der „nicht behebbare Ausfall der Gesamtfunktion des Großhirns, des Kleinhirns und des Hirnstamms nach Verfahrensregeln, die dem Stand der Erkenntnisse der medizinischen Wissenschaft entsprechen", als Tod des Menschen gesetzlich festgeschrieben.
- Diese Erkenntnis stützt sich – wie es in dem Antrag Dreßler/Seehofer heißt, auf eine „Vermutung" nach den Richtlinien der Bundesärztekammer.
- Das Spektrum der Personen, die ihre Zustimmung für eine Organentnahme bei einem Sterbenden geben sollen, ist stark erweitert worden (auch auf Nichtverwandte).
- Selbst das Schweigen dieser Personen wird nach einer mit dem Arzt vereinbarten Frist als Zustimmung gewertet. Im

Änderungsantrag (Drucksache 13/8027) heißt es zu § 4: „Will der Angehörige sich eine Bedenkzeit für seine endgültige Zustimmung vorbehalten, kann er mit dem Arzt vereinbaren, daß die Zustimmung erteilt ist, wenn er innerhalb einer bestimmten, vereinbarten Frist sich nicht erneut erklärt hat."

- Durch irreführend terminologische Tricks in Gesetz und Anträgen, Formulierungen wie „Feststellung des Todes", „postmortale Organspende", „nur bei Verstorbenen zulässig" wurde auch dem letzten Abgeordneten – ohne Verpflichtung, darüber nachzudenken – klargemacht, daß er einem Gesetz bedenkenlos zustimmen konnte, das verfassungsrechtlich nicht haltbar ist.

Bald jeder zweite OP eine Gewebe- oder Organtransplantation

In einer UNESCO-Resolution, die anläßlich der „General Conference" in Paris, Okt./Nov. 1993 verfaßt wurde, heißt es bereits: „Statistischen Voraussagen zufolge wird im Jahr 2000 jeder zweite operative Eingriff eine Organ- oder Gewebe-Transplantation sein." Das internationale Komitee für Bioethik der UNESCO hat sich die Aufgabe gestellt, alle Fragen der Bio- bzw. Gentechnologie und neuen Medizintechnik zu diskutieren und so im Sinne von Forschung Medizin-Industrie global zu beantworten, daß die Ergebnisse zum internationalen Rechtsinstrument, verbindlich für alle staatlichen Gesetzgebungen werden. In einem feierlichen Akt zum 50. Jahrestag der „Allgemeinen Erklärung der Menschenrechte" im Dezember 1998 soll dieser ethische Grundkodex vorgestellt werden.

Zu ähnlichen Hochrechnungen kommt Sandoz: Der Schweizer Chemiekonzern Sandoz, nach dem Zusammenschluß mit Ciba Geigy, heute Novartis, ist Marktführer im Absatz von Immunsuppressiva – Mittel zur Vermeidung von Abstoßungen von Organen bei Empfängern. Novartis prognostiziert, daß sich der Bedarf an Organen in den nächsten Jahren verzehnfachen wird. Diese Prognosen werden einen zunehmenden Nachfragedruck nach dem Rohstoff Mensch erzeugen. So wie in Indien in den Slums in wenigen Jahren sich kaum noch jemand im Besitz beider Nieren befinden wird, kann es sich in naher Zukunft hierzulande kaum noch jemand leisten, seine Organe mit ins Grab zu nehmen, ohne gleichzeitig als asozial zu gelten. Jeder wird sozialpflichtig, seine Organe zu spenden. Günther Anders sprach in diesem Zusammenhang vom „postzivilisatorischen Kannibalismus". (G. Anders, Die Antiquiertheit des Menschen, Band II, München, 1986, S. 26) Unbedenklichkeiten machen selbst vor menschlichen Leichen nicht Halt.

Auch wirkliche Leichen lassen sich noch nutzbringend verwerten. Sie wurden mit Zustimmung von verantwortlichen Klinikern für Crash-Tests und Schießübungen mißbraucht. Ein Heilbronner Bestatter entwendete bei mindestens fünf Leichen widerrechtlich Hornhäute. In allen Fällen hatten zur Selbstbedienung Ärzte der Städtischen Augenklinik in Heilbronn zum Skalpell gegriffen. In den Särgen wurde außerdem Haus- und Büromüll entdeckt. Der Präsident der Landesärztekammer, Friedrich-Wilhelm Kolkmann, der in Nürtingen als Pathologe praktiziert, anwortete einem Redakteur auf die Frage, ob diese Fälle eine Ausnahme seien: „Gelegentlich passiert es, daß ein als Spender geeigneter Verstorbener in der Klinik zur Verfügung steht, aber aus Zeitgründen von Angehörigen die Einwilligung nicht eingeholt werden kann." (Süd-West-Presse, 29. 4. 97)

Woher nehmen, wenn nicht stehlen

Wie bereits ausgeführt, bietet das Transplantationsgesetz viele Chancen für eine Mengenausweitung des Transplantationsgeschäftes. Um den steigenden Bedarf an Organen zu befriedigen, bieten sich folgende Möglichkeiten zusätzlich:

- *verbesserte Sicherheitsmaßnahmen im Verkehr, in der gewerblichen Wirtschaft sind z. T. veranwortlich für die rückläufige Entwicklung bei der Organbeschaffung.* Als die

Helmpflicht für Motorradfahrer und die Gurtpflicht für Autofahrer eingeführt wurde, gab es unter Transplantationschirurgen nicht nur Freude. Trotz Helm, stellen Motorradfahrer ein wichtiges Kontingent an Organspendern. Nicht von ungefähr wurde daher auch der Bundesverband der Motorradfahrer von dem „Arbeitskreis Organspende" zur Kooperation akquiriert. Denn Motorradfahrer leben gefährlich.

Noch bis vor kurzem trafen sich z. B. zum Wochenende Motorradfahrer auf der kurvenreichen Strecke von Freiburg nach Schauinsland aus der Schweiz, Frankreich und Deutschland „zum Verunglücken", wie kürzlich ein Chirurg aus Freiburg sagte. An Transplantaten in Freiburg fehlte es nicht. Nun ist die Strecke zum Wochenende für Motorradfahrer gesperrt. In den neuen Bundesländern ist die Unfallrate von Motorradfahrern z. Zt. am höchsten.

- *Eine neue Gruppe unfreiwilliger potentieller Organspender sind Inline Skater.* In Düsseldorf beispielsweise wurden 1996 vier verunfallte Inline Skater explantiert. Wenn man diese Zahl auf 34 Transplantationszentren hochrechnet, so scheint das Gefährdungspotential bei Skatern sehr hoch zu sein. Beliebte Treffs – Treppen in der Düsseldorfer Altstadt –, die sich besonders gut zum rückwärts Herunterfahren eigneten, wurden inzwischen gesperrt. Neuer Treff sind Rolltreppen zu U-Bahnen. Um unerfahrene Newcomer zum Skaten zu animieren, eröffnete an der Promenade am Düsseldorfer Rathausufer ein Geschäftsmann einen Skaterverleih. Zur Eröffnung sprangen todesmutige junge Skater – ohne Helm und ohne Schoner – mit Anlauf über fünf hintereinander placierte Stühle, bis ein Sturz das Spektakel beendete.

Hinter der Forcierung dieses Massensports steckt System. Seit vor fünf Jahren Benetton den US-amerikanischen Inline Skate-Hersteller Rollerblade für ganze 96 000 Dollar kaufte, boomt die Branche mit einem Jahresumsatz von fast 1,5 Milliarden Mark. Da Sport-PR im Verein am schönsten ist, gründete Rollerblade 1995 selbst einen Verein. Er heißt „Gisa" (German

Inline Skating Association) und soll den Massensport weiter vorantreiben. Der erste Gisa-Vorsitzende, Günther Lohre, leitete gleichzeitig die PR-Agentur Rollerblade. Diese Tour war der Konkurrenz zu plump. Sie gründete den Club DIV (Deutscher Inline-Skating Verband). Obwohl bereits 10 Millionen deutsche Skater mit einem Gefährdungsrisiko leben, wird 1997 mit einem Umsatzzuwachs von 30 Prozent gerechnet. Der natürliche Feind der Aggressive-Skater, die Polizei, wurde bereits in München milde gestimmt. Einem Münchener Sporthaus gelang es, 70 Polizisten werbewirksam auf Skater zu stellen.

- *Unfälle beim Downhill-Rennen mit Mountenbikes.* Die Animation zu Hochleistungen im Sport jedweder Art verbindet sich in aller Regel gleichzeitig mit der Animation, gesundheitliche Risiken in Kauf zu nehmen. Internen Berichten zufolge kommt es z. B. bei Mountenbike-Weltmeisterschaften zu Querschnittslähmungen und anderen schweren Verletzungen. Berichterstattungen darüber werden von den Veranstaltern weitestgehend verhindert, da es sich bei diesen Veranstaltungen um Promotionen für Mountenbike-Hersteller handelt. Fahrradfahrer im Alltagsverkehr und Freizeit insgesamt stellen aber eine weitaus größere Gruppe potentieller Organspender. 1995 verunglückten in Deutschland 751 FahrradfahrerInnen tödlich und 1996 590. (lt. Bundesministerium für Verkehr) Unfallgegner sind nicht zu 77,8 Prozent PKWs, wie der Polizeibericht glauben machen will, sondern zu 19,3 Prozent Fußgänger, 16,3 Prozent Radfahrer, 55,9 Prozent Alleinunfälle ohne Fremdbeteiligung und 8,5 Prozent PKWs. (Uniroyalstudie) Die Fehleinschätzung der Polizei ist dadurch zu erklären, daß 78,8 Prozent aller Fahrradunfälle mit Verletzungen von der Polizei nicht erfaßt werden. In einer Stadt wie Düsseldorf verunglücken jährlich zwei bis fünf Radfahrer tödlich. Der Kopf ist, da meistens ungeschützt, oft verletzt, während die inneren Organe unverletzt bleiben.
- Um den verzehntfacht gewachsenen Bedarf an Organen in Zukunft befriedigen zu können, *setzt Novartis (Sandoz) auf*

Xenotransplantationen. Genmanipulierte Schweine sollen dem Menschen als Ersatzteillager dienen. Da es nach einer Xenotransplantation zu einer „Zellwanderung“ tierischer Zellen durch die schnelle Streuung des Blutkreislaufs kommt, entstehen auf diese Weise Mensch-Tier-Chimären. (Koechlin, Floriane in: Fuchs, R.: Tod bei Bedarf, Berlin 1996) Ungeachtet dessen gelten Xenotransplantationen als medizinischer Quantensprung. Sie sollen der chemischen Industrie spektakuläre Gewinne bringen, nicht zuletzt auch durch den Absatz von immunsuppressiven Medikamenten. Der Marktführer dieser Mittel, Novartis, investiert in Xenotransplantationen eine Milliarde US-Dollar. Neben der britischen Firma Imutran Ltd. in Cambridge versuchen die drei amerikanischen Biotechnologiefirmen Alexion, Biotransplant und Nextran das große Geschäft mit den Tierorganen zu machen. Und mit ihnen ihre Geldgeber, die Konzerne Baxter, U. S. Surgical und Novartis. Der Mangel an menschlichen Nieren, Lebern, Herzen und Lungen ist so gravierend, daß pro Jahr bis zu 200 000 Schweineorgane verkauft werden könnten. Der Markt wird auf mindestens zwei Milliarden Dollar jährlich geschätzt.

Kritiker verlangen ein Moratorium für die Einführung dieser Transplantationen, da nicht geklärt ist, ob und in welchem Umfang mit dem Organtransfer gleichzeitig auch Killerviren übertragen werden und sich als Epidemie ausbreiten können. Der britische Gesundheitsminister gab am 16.1.1996 bekannt, daß alle klinischen Versuche mit Tierorganen vorläufig ausgeschlossen werden. Er hält Xenotransplantationen nicht nur für den Organempfänger für zu riskant, sondern auch für die gesamte Bevölkerung. Die Amerikaner sind hingegen weniger zurückhaltend als die Briten. So dürfen denn auch nach den vorläufigen Richtlinien der US-Gesundheitsbehörde FDA seit September 1996 Versuche am Menschen stattfinden.

- Ganz neue Möglichkeiten eröffnet einerseits das *Klonen von Schweinen,* denen zuvor menschliche Gene eingeschleust wurden, aber auch die *Herstellung von Organen aus menschlichen Klonen.* In letzterer Möglichkeit sehen Befürworter den Vorteil, daß die auf diese Weise hergestellten Organe vom Empfänger nicht mehr abgestoßen werden. „Dem Patienten wird eine Körperzelle entnommen, aus der im Reagenzglas ein Embryo entsteht. Dieser wird in den Körper einer Leihmutter eingepflanzt und wieder abgesaugt, wenn sich die Organe zu bilden beginnen. Die daraus gewonnenen Zellen werden im Labor beschleunigt vermehrt, bis die Organe so groß sind, daß sie dem Patienten eingepflanzt werden können. Der Embryo würde zum menschlichen Ersatzteillager." (Wirtschaftswoche 77, Nr. 13/20. 3. 1997) Der Frauenarzt Dr. Gehring, der damit rechnet, daß auch der geklonte Mensch kommen wird, sagte hierzu: „Ich weiß, das klingt schauderhaft, aber wenn der Wertewandel stattgefunden hat, wird sich das kommerzialisieren." (Ebd.) Während Karsten Vilmar, Präsident der Bundesärztekammer, im Klonieren von Menschen einen Frevel wider die Natur und die Menschenrechte erblickt, äußert er sich zu der neuen Methode zur Herstellung von Organen positiv. Seiner Ansicht nach liegt der eigentlich interessante Ansatz der Genforschung in der Frage, wie man aus Organ- und Körperzellen die sogenannte Totipotenz erwecken könnte – also die Fähigkeit, neue Organe zu bilden. (ap, 12. 6. 97) Er verschweigt dabei, daß dies den Weg der Erzeugung eines Embryos mit einschießt.

Schon bald kann sich diese Methode der Organherstellung als Versagertechnik herausstellen. Denn wenn Organe getrennt von ihrer „sozialen Beziehung" im Gewebeverband in der Kulturschale wachsen, verhalten sie sich anders als an ihrem natürlichen Platz im menschlichen Körper. Charakteristische Eigenschaften und Fähigkeiten gehen binnen weniger Tage verloren – obwohl alle Erbinformationen in jeder Zelle enthalten sind. (Haaf, Günter, DIE WOCHE 4. 7. 97)

Organbeschaffung durch Erweiterung der Spendergruppe

Die Verwendung anenzephaler Neugeborener als Organspender ist immer wieder ein umstrittenes Thema in der Medizinethik. Anenzephale Kinder werden nur mit Hirnstamm, aber ohne Großhirn geboren. Eine Studie an 36 lebend geborenen Anenzephalen ergab, daß zwei Drittel der Säuglinge innerhalb von drei Stunden nach der Geburt starben, und keines von ihnen lebte länger als drei Tage. Andere Studien kamen zu dem Ergebnis, daß 95 Prozent der Anenzephalen nicht länger als eine Woche lebten.

Der US-Philosoph Jeff McMahan hält die Entscheidung, anenzephalen Kindern den „Persönlichkeitstod" zu attestieren, für einen wichtigen Schritt auf dem Weg zu einer neuen Todesdefinition. Auf derselben Argumentationsschiene bewegen sich die Vertreter des Hirntodkonzepts, die in dem Ausfall eines Teils der Hirnfunktionen, während noch 97 Prozent des Körpers lebt, einen ganzheitlichen Persönlichkeitstod vermuten. In der Vergangenheit wurden in den USA achtzig Organentnahmen bei anenzephalen Kindern protokolliert. Die Dunkelziffer ließ aber auf eine noch größere Zahl schließen. Das Töten dieser Kinder durch den Akt der Organentnahme wurde in den USA verboten.

Wachkoma-Patienten, die neue Zielgruppe für Transplanteure?

Welche weiterreichenden Folgen Kostendämpfung im Gesundheitswesen haben kann, verdeutlichen Diskussionsveranstaltungen zum Thema *„persistent vegetative state (PVS)" bzw. Appalisches Syndrom oder Wachkoma.* In Großbritannien, dort, wo auch der Stammhirntod bereits akzeptiert ist, fordern die Richtlinien der British Medical Association Ärzte dazu auf, nach 12 Monaten andauerndem Wachkoma zu überlegen, „was im besten Interesse des Patienten ist", ob es nicht gegebenenfalls im „besten Interesse" sei, lebenserhaltende Maßnahmen, wie künstliche Ernährung und Flüssigkeitszufuhr, abzubrechen. Außerdem wurde darüber nachgedacht, wie der Tod „sinnvoll" genutzt werden kann, obwohl man sich beeilt, festzustellen: „at the present time" ist nicht daran gedacht, diese Patienten als potentielle Organ- und Gewebespender zu nutzen. Um europaweit über eine „Perfektionierung des Tötens", wie Dr. Andreas Zieger konstatierte, zu diskutieren, veranstaltete das Institut für Wissenschaft und Ethik in Kooperation mit dem Centre of Medical Law an Ethics (King's College) unter Leitung des Institutsleiters Prof. Honnefelder (ehemaliger kath. Priester und Mitglied des Lenkungsausschusses CBDI für Bioethik in Europa) am 8. und 9. Dez. 1995 in den Räumen der Wissenschaftskonferenz und des Stiftungsverbandes der Deutschen Wissenschaft in Bonn eine Europäische Konferenz. Ärzte, Juristen, Philosophen, Theologen, Ethiker diskutierten unter Leitung von Prof. Honnefelder darüber, wann und unter welchen Umständen es erlaubt sei, bei Wachkomapatienten durch Nahrungsentzug den Tod herbeizuführen.

Dem Tod dieser Patienten noch „einen Sinn" zu geben, scheint in Deutschland bereits Wirklichkeit zu werden. Dr. med. Günther Joka, dessen Tochter nach drei Jahren aus dem Wachkoma erwachte und jetzt voll rehabilitiert ist, meldete sich in einem spektakulären Interwiew mit Silvia Matthies in der ZDF-Dokumentation „Nervenkrieg am Krankenbett" am 13. 3. 1997 zu Wort. Seit Oktober 1996 hatten ihn 25 Anrufe von Angehörigen von Patienten mit apallischem Syndrom erreicht.

Joka: „Es wurde immer gesagt, sie seien so schwer verletzt, daß schwere Hirnschädigungen zurückblieben und ein lebenswertes Leben nicht mehr möglich wäre. In einem weiteren Gespräch wurde dann immer nach Organen gefragt, ob sie bereit sind, die Organe ihres Angehörigen freizugeben. Das hat die meisten so geschockt, daß sie mich angerufen haben, um keine falsche Entscheidung zu treffen."

Matthies: „Aber eigentlich ist ja ein nicht lebenswertes Leben kein Kriterium, daß jemandem die lebenswichtigen

Organe entnommen werden, das ist ja eigentlich nicht möglich, wenn nicht alle Hirntod-Kriterien erfüllt sind."

Joka: „Natürlich ist das eine unzulässige Frage. Man muß aber sehen, daß mancher junge Arzt auf der Intensivstation versucht, die Angehörigen unter Druck zu setzen, indem er behauptet, es wäre ein unwertes Leben, wenn ihr Angehöriger überlebt. Das kann er überhaupt nicht sagen und überhaupt nicht entscheiden."

Offtext: Was ist aus diesen Fällen geworden?

Joka: „Von 25 Patienten weiß ich von 11, daß sie noch leben, sieben Patienten sind gestorben, zwei wurden explantiert und von fünf Patienten habe ich keine Rückantwort (von den Angehörigen) bekommen."

Matthies: „Das heißt, die, die leben, leben seit Wochen und Monaten?"

Joka: „Das ist richtig, ja."

(In der Arztpraxis von Dr. Joka wurde zwischenzeitlich zweimal eingebrochen, um Unterlagen zu stehlen, wie Dr. Joka vermutet)

Organbeschaffung durch das E.D.H.E.P – Rollenspielprogramm

Nach Ansicht von KfH/DSO sollte die Kooperation zwischen Transplantationszentren und Krankenhäusern und die Beteiligung der Krankenhäuser an der Meldung von Organspendern verbessert werden. Kumuliert man die Spendermeldungen der Jahre 1991 bis 1996, so ist festzustellen, daß die Mehrzahl der Meldungen aus den 305 Häusern der Zentral- und Maximalversorgung kommen, aber auch über 2500 Kontakte aus der Grund- und Regelversorgung. Dabei ist festzustellen, daß die atraumatischen Todesursachen in allen Versorgungsstufen die Mehrheit stellen und in kleineren Häusern zwischen 76 und 68 Prozent liegen, (H. Smit, W. Schoeppe, T. Zickgraf: Organspende und Transplantation in Deutschland, 1996, DSO, Neu-Isenburg).

Unter dem Begriff Spendermeldung wird jede Kontaktaufnahme zwischen dem behandelnden Arzt eines auswärtigen Krankenhauses und einer der 38 Organisationszentralen oder -büros der DSO verstanden. 1996 mündeten 52,7 Prozent der Meldungen in eine Organspende, sei es durch medizinische Kontraindikationen (17,3%), Verweigerung der Zustimmung von Angehörigen, organische Gründe. Von den potentiellen 1632 Organspendern 1996 schieden 32,3 Prozent (527) wegen verweigerter Zustimmung aus, 3,8 Prozent wegen Kreislaufversagen der Angehörigen. 1995 lag der Anteil an Kreislaufversagen noch bei 5,6 Prozent. (Ebd)

Trotz der leicht gestiegenen Meldefrequenz durch Verdoppelung des Informationsaufwandes, liegt die Überzeugungsarbeit von Angehörigen noch im Argen. Der Grund: Gespräche mit Trauernden sind nach Ansicht des Krankenhauspersonals zu problematisch oder gar unzumutbar. Juristisch sind Angehörige ebenso wenig befugt, ihre Zustimmung für einen fremdnützigen Eingriff mit Todesfolgen zu geben, wie eigenmächtig unter Mißachtung des Testaments über dessen Besitz zu entscheiden. De facto sind Angehörige in dem Ausnahmezustand ebenso wenig in der Lage, eine rechtsverbindliche Zustimmung zu geben, wie der Teil, der wegen Kreislaufversagen ausfällt.

Um die Erfolgsquote trotzdem zu erhöhen, startete 1993 Eurotransplant, gemeinsam mit KfH/DSO, gesponsert von Sandoz, Schulungsprogramme. Nicht von ungefähr ist das aufwendige E.D.H.E.P. (European Donor Hospital Education Programme) der Eurotransplant, WHO, der Deutschen Stiftung Organtransplantation und der Arbeitsgemeinschaft der Deutschen Transplantationszentren e.V. von der Sandoz AG, Basel, heute Novartis, dem weltweit größten Hersteller von Immunsuppressiva „Sandimmun" gesponsert. Die Sandoz AG ist mit 1,4 Milliarden Schweizer Franken Jahresumsatz auf diesem Sektor (20 bis 25% Umsatzanteil mit einer dynamischen Wachstumsrate bei Sandimmun und Neoral von 14% in 1994 im eigenen Pharmasektor) der Marktführer weltweit. Der Pharmaumsatz wiederum ist mit 45% der größte Anteil des Konzernumsatzes (Tel.-Auskunft Dr. Andreas Seiter, Communication & PR, Sandoz, 26.7.1995/Geschäftsbericht 1994). Während nicht nur bei Sandoz die Pharmaumsätze rückläufig sind, legte Sandoz im Sektor Immunsuppressiva 1994 mit 14% kräftig zu.

Dr. Seiter sieht denn auch in der Finanzierung des Schulungsprogramms eine vordringliche Aufgabe. Denn das Potential an Organspendern ist noch längst nicht ausgeschöpft. Jeder neu überredete Angehörige eines potentiellen Organspenders bringt eine lebenslange Absatzgarantie für Immunsuppressiva: Mittel im Wert von ca. 15 000 Mark jährlich, abzüglich 30% Apotheker-Gewinnspanne, konsumieren Organempfänger lebenslänglich.

Das Seminar, zu dem das Transplantationszentrum Düsseldorf und das Kuratorium für Dialyse und Nierentransplantation am 13. 7. 1995 eingeladen hatten, trug den ebenso naheliegenden wie zweckmäßigen Titel: „Trauerreaktion und die Bitte um Organspende". Mit dem Begleitschreiben an die Anästhesisten der zur besseren Kooperation animierten Krankenhäuser werden u. a. Leih-Neurochirurgen angeboten, die kompetent in Hirntod-Diagnostik inkl. EEG-Diagnostik sind, aber auch juristische Hilfe."

Zum Einstimmen wird eine dreiteilige Filmreihe in Sachen Verwandtengespräche gezeigt. Dann machen die „Seminarunterlagen zum Umgang mit Trauernden" darauf aufmerksam: „Die Bitte um Organspende, wird als die schwierigste Frage zum ungünstigsten Zeitpunkt an die unglücklichste Familie charakterisiert (...) Das Verhalten der Ärzte wird in einigen Fällen als unterkühlt, geschäftsmäßig und autoritär empfunden." So nimmt es nicht Wunder, daß einer Umfrage in den USA zufolge „66% der Neurochirurgen und 89% der Krankenschwestern angeben, daß Ärzte oftmals zögerten, einen Organspender zu melden, weil sie die Gespräche mit den Angehörigen fürchteten". (Prottas, J., Batton H. L., Amerikan Journal of Public Health, 1988, 78: 642–645)

In den Seminarunterlagen wird weiter darauf hingewiesen: „Es ist essentiell, daß die Angehörigen verstanden haben müssen, daß die geliebte Person unwiederbringlich verstorben ist, bevor man mit ihnen die Organspende bespricht. (Anm. d. Verf.: In der Alltagspraxis lebt der Patient während der Befragung noch). Die Bitte um Organspende sollte ausführlich, aber eindeutig gestellt werden (...)." Die mit nur acht Personen besuchte Veranstaltung endete entgegen den Vorstellungen der Veranstalter nachmittags unerwartet früh und nicht programmgemäß, weil sich die Teilnehmer weigerten, an den makaberen Rollenspielen teilzunehmen. Der Gedanke, Angehörige eines „hirntoten" Patienten zu spielen, entsprach nicht dem Geschmack der Seminarteilnehmer.

Akteure im Multimillionen-Transplantations-Business

Kuratorium für Dialyse und Nierentransplantation e.V. (KfH)

Als 1969 das „Kuratorium für Heimdialyse" (heute: Kuratorium für Dialyse und Organtransplantation e. V.) von dem Geschäftsführer der Treuhandgemeinschaft Deutscher Baumwollwebereien, Klaus Ketzler (heute Dr. med h.c., Verleihung der medizinischen Ehrendoktorwürde der Universität Münster) mit 5000 Mark Grundkapital gegründet wurde, ahnte noch niemand, daß sich ein gemeinnütziger Verein als so erfolgreich und einflußreich entwickeln würde. Gemeinnützige Vereine, die nach dem Buchstaben des Gesetzes keine Gewinne machen dürfen, verfolgen aber zuweilen, wie das KfH demonstrierte, ihre Geschäfts-und Niederlassungspolitik expansiv wie Wirtschaftsunternehmen. Dem KfH gelang die Expansion in Riesenschritten. Wegen des Verdachts auf hohe versteckte Gewinne in der Bilanz, wurde das KfH auch schon einmal überprüft (Der gelbe Dienst, 19. 5. 1997).

Alleine in den Jahren 1985 und 1986, so rügten die Sachverständigen der Konzertierten Aktion im Gesundheitswesen, seien dem Neu-Isenburger Verein „Überschüsse aus dem Dialysebereich" in Höhe von 46,3 Millionen Mark geblieben. Das

Grundstücksvermögen hat sich zwischen 1981 und 1985 verdreifacht; 1989 betrug es 173 Millionen Mark (DER SPIEGEL, Nr. 34/1989). Um Gewinne zu vermeiden, wurde mit weiteren Investitionen das Blutwäsche-System in der Bundesrepublik aufgebläht. Der Branchenführer in Neu-Isenburg schiebt, um die stetig wachsenden Investitionen zu finanzieren, wie der Essener Kassenexperte Karl-Heinz Schönbach vom Bundesverband der Betriebskrankenkassen weiß, einen gewaltigen Schuldensockel „seit Jahren genüßlich vor sich her" (Ebd.). Daß die Schulden eines Tages auch getilgt sein wollen, so der ehrgeizige Gesundheitsmanager Ketzler, der seine rastlosen Aktivitäten gern mit der Sorge um „unsere" Patienten begründet, „das erlebe ich hier nicht mehr."

Die private Initiative wurde gegründet, um chronisch Nierenkranken mit einer regelmäßigen Dialysebehandlung das Überleben und damit eine Chance für eine Transplantation zu sichern. 1969 starben 1500 Menschen an Nierenversagen in der Bundesrepublik Deutschland (50 000 in den USA). Die Anschaffung der ersten Heimdialysegeräte wurde durch Kredite finanziert und die Nutzung durch die Krankenkassen. Die Investitionen in Dialysesysteme zahlten sich überproportional aus, setzten aber gleichzeitig weitere Investitionszwänge in Gang. Weil Gesellschaft und Politik auf die Herausforderung durch eine lebensrettende, extrem teure Therapie großzügig reagierten, entstanden „perverse Anreize": die Neigung, so viele Patienten wie möglich an der Kunstniere zu behandeln und sie an der Maschine zu halten (DER SPIEGEL, Nr. 34/1989). Die Blutwäsche-Maschinen wurden zu Geldmaschinen.

Mit zunehmendem Medikamentenmißbrauch und den daraus resultierenden Folgen wuchs auch der Bedarf an Blutwäsche: In 20 bis 25 Prozent der Fälle von endgültigem Nierenversagen ist jahrelanger Schmerzmittelmißbrauch die Ursache. Etwa die Hälfte der Krankheitsfälle ist auf eine immunologisch bedingte Nierenentzündung zurückzuführen, die nicht rechtzeitig diagnostiziert oder falsch behandelt wurde. Je 10 Prozent der Fälle treten als Spätfolge eines Jugendlichen-Diabetes auf oder sind erblich bedingt (Zystenniere).

Vernachlässigt wurde darüber hinaus oft genug die Möglichkeit, durch Umstellung der Ernährung und Lebensführung den Zeitpunkt der Dialysebedürftigkeit bei Nierenkranken hinauszuschieben. „Für etwa die Hälfte" der westdeutschen Dialysepatienten, so diagnostizierten 1988 die Sachverständigen der Konzertierten Aktion für das Gesundheitswesen, „wäre die Blutwäsche „vermeidbar oder wesentlich später notwendig".

Da der florierende Markt sich für Dialyseärzte, Pharmafirmen, die medizinische Industrie als eine Art Leibrente entwickelte, sahen gemeinnützige Vereine kein Risiko in einer hohen Verschuldung. 1971 betrugen die Bankverbindlichkeiten der KfH bereits 2,79 Millionen Mark und der Zinsaufwand 100 000 Mark. Bald flossen auch Spenden: 1971 42 000 DM, 1972 340 000 DM, im Berichtsjahr 1973 konnte das Vereinsvermögen durch eine weitere Spende in Höhe von einer Million Mark auf 2,3 Millionen Mark erhöht werden. Durch die Aufnahme in den Deutschen Paritätischen Wohlfahrtsverband ist das Kuratorium seit 1973 von der Mehrwertsteuer befreit. 1974 wuchs das Vereinsvermögen wiederum auf 4,12 Millionen Mark, dank eines auf 1,78 Millionen DM gestiegenen Spendenaufkommens. 1975 folgten Spenden von 2,1 Millionen DM. In den ersten 20 Jahren flossen dem KfH Spenden in Höhe von mehr als 33 Millionen Mark zu.

KfH/DSO: Monopol auf Organisation von Organtransplantationen

Ursprünglich sah das KfH seine Aufgabe darin, Dialyseplätze einzurichten, heute gehört zu dem selbstverordneten Aufgabenbereich zusätzlich die Organisation der Organtransplantation und die Unterstützung wissenschaftlicher Forschung. Vor einigen Jahren setzte sich für die Krankenkassen die Vorstellung durch, daß Transplantieren billiger sei als Dauerdialyse. Eine Heimdialyse kostet nach Angaben des KfH jährlich ca. 45 000 Mark, eine Klinikdialyse ca. 90 000, die Kosten für eine Nierentransplantation wurden von dem KfH bisher mit „nur" ca. 50 000 Mark angegeben. In Wirklichkeit lagen die Kosten vor Einführung der Fallpauschale zwischen 80 000 und 105 000 Mark und die heutige Fallpauschale bei rund 97 000 Punkten, die je nach Bundesland mit 1,05 bis 1,10 DM multipliziert wird.

Bei der durchschnittlichen Überlebenserwartung von etwa neun Jahren kann eine erneute Niereninsuffizienz eintreten, die wiederum eine erneute Dialysebehandlung oder eine Retransplantation notwendig macht. Lebenslänglich müssen Organempfänger, um die Abstoßung des transplantierten Organs zu vermeiden, immunsuppressive Mittel in Wert von etwa 15 000 Mark jährlich einnehmen. Die Unterdrückung des körpereigenen Immunsystems macht die Patienten wiederum anfällig für Infektionskrankheiten.

Seit 1976 ist das KfH monopolistisch für die bundesdeutsche Organisation bzw. für das Management von Nierentransplantationen zuständig. Die Tochtergesellschaft DSO ist für die Organgewinnung und -verteilung von Herz, Lunge, Leber, Bauchspeicheldrüse und anderen Körperteilen zuständig. Die Deutsche Stiftung Organtransplantation wurde 1984 auf Betreiben des KfH gegründet, das schon 1976 mit der Organisation der Nierenverpflanzung begonnen hatte. 1995 konnte das KfH 944 Millionen Mark an Entgelten erlösen, die von Krankenkassen gezahlt wurden. Der größte Anteil (909 Mill.) hiervon entfällt auf die Dialyse. Ende 1995 standen 1130 Ärzte und 4904 weitere Mitarbeiter auf der Gehaltsliste des KfH.

Im Jahr 1976 beklagte das KfH die Tatsache, daß von 14 000 Todesopfern im Straßenverkehr zwar etwa 2000 als Organspender in Frage gekommen wären, aber nur 158 gemeldet wurden. Ohne die Zunahme bei Nierenverpflanzungen würden die jährlichen Dialysekosten von 500 Millionen DM im Jahre 1976 auf 1,2 Milliarden DM im Jahre 1982 steigen. Eine weitere halbe Milliarde wäre für die Einrichtung neuer Dialyseplätze erforderlich. In der Zeit zwischen 1975 und 1985 nahm die Zahl der Unfallopfer ab und damit auch die Zahl der Organspender. 1987 wurden 55 Prozent der Transplantate Unfallopfern entnommen.

Der Bedarf an den Dienstleistungen des KfH ist in Deutschland langfristig gesichert. Laut Statistik geht es den Deutschen europaweit am meisten an die Nieren. Rund 48 000 Patienten sind in Deutschland dialysepflichtig, mit einem jährlichen Zuwachs von sieben Prozent. (Der gelbe Dienst, Ausg. 10/97, 15. Jahrg., Bonn 19. 5. 1997). 1976, vor zwanzig Jahren, waren es 4500 Menschen.

Auf der Anwenderseite von Dialysegeräten hält das KfH einen Anteil von 20 Prozent, rund 33 Prozent niedergelassene Ärzte, etwa 20 Prozent der Patienten werden in einem Klinikum betreut. Der Rest verteilt sich auf Dialyse-Zentren kleinerer gemeinnütziger Anbieter. (Ebd) Die Datenlage bei der Dialysebehandlung wurde erst in dem Moment transparent, als man begann, unter dem Vorwand der Rationalisierung über Rationierungen nachzudenken. Die Krankenkassen wollen 500 Millionen von den insgesamt etwa 2,7 Milliarden für die Dialysebehandlung einsparen. Auch die Kassenärztliche Bundesvereinigung (KBV) führt Geheimverhandlungen darüber, wie sie den von ihr kaum zu tragenden Sicherstellungsauftrag abbauen kann, z. B. unter größerer Einbeziehung von der KfH.

Das KfH wirbt ohnehin für die um 50 Prozent preiswertere (als die Klinikdialyse) Heimdialyse. Dafür verlangt das Kuratorium, daß die derzeit als „ärztliche Leistungen" geltenden Anteile an der Dialyse in „nichtärztlich zu erbringende Leistungen" umgewandelt werden. Gegen die kostengünstigere CAPD (Bauchfell-Dialyse) spricht, daß von fünf neuen Dialysepatienten bereits nach sechs Monaten drei an eine maschinengestützte Dialyse umgewöhnt werden müssen. Die Diskussion wird, wie auch auf anderen Feldern, hinter verschlossenen Türen geführt.

Mit der Verabschiedung des Transplantationsgesetzes wollen KfH und DSO die Organisationsstrukturen so verbessern, „daß die bisherige Zahl der Transplantationen in drei bis vier Jahren verdoppelt werden könnte."(FAZ, 12. 11. 96). Auf diese Weise kann zumindest vorrübergehend die Zahl der Dialysepatienten veringert werden. Obwohl das KfH ein Monopol für die Organisation von Nierentransplantationen besitzt, werden ihm von Eurotransplant große Versäumnisse bei der Logistik angelastet. Vermutet wird dahinter u. a. ein Interessenkonflikt zwischen den KfH-eigenen Dialysezentren auf der einen Seite und deren Auslastungszwänge und der Vermittlung von Nieren auf der anderen Seite.

Fresenius AG und die „gemeinnützige Marketing Organisation"

Die Fresenius AG in Bad Homburg, ein Unternehmen der Dialyse- und Medizintechnik, ist in den letzten Jahren mit der Zunahme von Niereninsuffizienzen stürmisch mitgewachsen. Einem kreativen Einfall folgend finanzierte die Pharmafirma Fresenius Anfang der siebziger Jahre mit einem Gründungskapital von 100 000 Mark die „Patienten Heimversorgung" (PHV) als gemeinnützige Stiftung. Der wohltätige Akt machte sich schnell bezahlt. Das Unternehmen, das Mitte 1987 unter dem Verdacht in die Schlagzeilen geraten war, mit Millionensummen Ärzte, Professoren und Klinikchefs geschmiert zu haben, machte bereits 1988 mehr als die Hälfte seines Jahresumsatzes von damals 615 Millionen Mark mit Dialysegeräten und -zubehör. Bei dem Bad Homburger Verein, räumte der PHV-Geschäftsführer Tilmann Gefers ein, „liegt der Anteil der Fresenius-Geräte sehr hoch" (DER SPIEGEL, Nr. 34/1989). Darauf, so Gefers, daß es sich beim Dialysebetreiber PHV (mit 36 Behandlungszentren und 2154 Patienten, Stand: 1989) um eine „gemeinnützige Marketing-Organisation" handelt, könne man kommen".

Der Umsatz der Fresenius AG sprang 1996 um 63 Prozent auf 3,6 Milliarden Mark, was überwiegend dem Kauf des Dialysegeschäfts der amerikanischen National Medical Care zu verdanken ist (sonst hätte sich der Umsatz um 11 Prozent erhöht). Der Jahresüberschuß betrug 132 Millionen Mark.

Auch bei dem Nürnberger Dialyseverein DTZ (15 Dialysezentren in Baden-Württemberg und Österreich) als gemeinnützigem Verein handelt es sich nach Aussagen von Kassenexperten um eine „getarnte Absatzorganisation". Der DTZ-Geschäftsführer, Kurt Baer war zuvor Vorstandsassistent bei dem Baseler Pharmakonzern Sandoz (heute Novartis) und konnte nach seinem Wechsel auf viele Querverbindungen zurückgreifen. So wurden Rechnungen für Blutwäsche-Apparate und Dialysematerial, die auf den DTZ-Verein ausgestellt waren, bis Ende 1988 in der Regel von dem Medizingeräte-Hersteller „Hospal Medizintechnik GmbH" in Nürnberg beglichen. Die Firma (Jahresumsatz: 23,5 Millionen Mark) gehört zu 100 Prozent der Schweizer Sopamed AG in Fribourg, die wiederum zu 50 Prozent im Besitz von Sandoz ist (Stand: 1989, DER SPIEGEL, Nr. 34, 1989). Das Vermögen des Nürnberger Vereins in Form von Schuldscheindarlehen erhöhte sich 1986 auf sieben Millionen Mark. Als Bankguthaben standen dem Dialyseanbieter im selben Jahr 3,3 Millionen Mark, als Rücklagen für bauliche Maßnahmen und Gerätebeschaffung weitere zehn Millionen Mark zur Verfügung. Bankzinsen machten das Unternehmen 1986 um 674 000 Mark reicher.

Pioniere unter den Dialyseärzten brachten es innerhalb weniger Jahre zum Multimillionär. Mancher Praxisinhaber mußte, wie es ein Hochschulnephrologe beschrieb, die plötzliche Geldschwemme damit erklären, daß er reich geheiratet habe. Erst ein Betrugsverfahren gegen Ärzte der „Vereinigten Dialyse-Institute Villingen-Schwenningen" machte 1984 die Kassenkontrolleure wach. Bei Nachkalkulationen stellte sich heraus, daß die Krankenversicherer den niedergelassenen Dialysemedizinern allein im Südwesten der Republik acht bis zehn Millionen Mark zu viel gezahlt hatten. Bundesweit betrug der Schaden „wahrscheinlich über hundert Millionen Mark", wie der Geschäftsführer des AOK-Landesverbandes Südwest, Dieter Ohnmacht, damals feststellte.

Bei Belegprüfungen kamen Kassenkontrolleure zu dem Schluß, daß Dialysezentren des KfH mit Hilfe der Investitionszuschüsse der Kassen „bereits dreimal finanziert" worden seien. (Ebd.) Auch heute können die ermächtigten Ärzte der KfH-eigenen-Dialysezentren, in Krankenhäusern organisiert, mit einem Zubrot in Höhe von einem doppelten Gehalt rechnen. Reduziert sich die Zahl der Dialysepflichtigen durch eine Nierentransplantation, reduziert sich auch das Einkommen der Ärzte und des KfH. Für den Monopolisten für Transplantations-Organisation ist der Interessenkonflikt vorprogrammiert. Die Lokomotive fährt solange mit angezogener Bremse, bis eine ausreichende Menge des dialysebedürftigen Patientenguts nachgewachsen ist. Dies wiederum garantiert die Pharmaindustrie, das bundesdeutsche Gesundheitswesen und die gläubige Gemeinde der Patienten.

Nun wollen die Krankenkassen bei den Ausgaben von 2,7 Milliarden für die rund 48 000 Dialysepatienten etwa 500 000 Millionen Mark sparen. Mit den Kassenärztlichen Bundesvereinigungen (KBV) gibt es darüber seit Monaten Verhandlungen hinter verschlossenen Türen (Der gelbe Dienst, Nr. 10/97).

12000 Mark Rückvergütung für Organbeschaffung an die DSO

Als 1984 *die „Deutsche Stiftung Organtransplantation" (DSO) im Hause KfH gegründet* wurde, konnte sie ebenfalls mit einem prosperierenden Transplantationsmarkt rechnen. In gleichen Räumen mit dem KfH in Neu-Isenburg und gleichem Vorstand organisiert sie die Organakquisition, den Vertrieb von Ersatz-Herzen, -Lebern, -Lungen, -Bauchspeicheldrüsen und die vorbereitende Logistik für die Transplantationen. Auf der Warteliste stehen 465 AnwärterInnen für ein Ersatz-Herz, 160 für -Leber, 78 für -Lunge und 144 für -Bauchspeicheldrüse. Um diesen Bedarf schneller befriedigen zu können, arbeiten inzwischen in 38 Organisationszentralen oder -büros von 34 Transplantationszentren der Bundesrepublik medizinische Fachkräfte, die auf der Gehaltsliste der KfH/DSO stehen. Da aus unterschiedlichen Gründen viele der „Hirntoten" aus den insgesamt etwa 1200 Krankenhäusern mit Beatmungskapazität den Transplantationszentren nicht gemeldet werden, bieten die Mitarbeiter des KfH/DSO diesen Krankenhäusern personelle Entwicklungshilfen. Von „Hirntod"-Diagnostikern, Juristen bis hin zur Überzeugungsarbeit der Angehörigen, wird jede Art von Service kostenlos zur Verfügung gestellt. Die juristische Beratung ist ungeachtet anderer Komplikationen schon deshalb von Nutzen, da jeder auf unnatürliche Weise Verstorbene, hier besser Sterbende, von der Staatsanwaltschaft freigegeben werden muß.

Die Finanzierung dieser Dienstleistungen ist durch eine Rückvergütung eines Anteils der Fallpauschalen sichergestellt. Diese Rückvergütungen sind stark abgespeckte Zahlungen der früheren Abrechnungen des KfH mit den Krankenkassen oder den Kliniken. Sie lagen zwischen 20 000 und 29 500 Mark pro Transplantation (Nierentransplantationspauschalen 1988, Anlage zum Schreiben KfH an Deutschen Bundestag, 7. 3. 88). Die freundliche finanzielle Ausstattung des KfH machte es möglich, daß das Zubrot für Ärzte in „Spender-Krankenhäusern" früher mit 2000 Mark pro Fall ausgestattet war.

Inzwischen setzte sich aber die Erkenntnis bei Krankenkassen durch, daß die Pauschalen seit Jahren zu hoch kalkuliert waren. Die KPMG Deutsche Treuhand-Gesellschaft errechnete im Auftrag der Spitzenverbände der Krankenkasse „zur Sicherstellung der Transplantationsleistungen des KfH und der DSO" eine Organisationspauschale in Höhe von 11 900 DM je bereitgestelltem Organ mit Wirkung ab 1. 1. 1993. Aus den vorgenommen Berechnungen ergab sich für 1994 ein Betrag in Höhe von DM 12 380,–. Auf Befragen von Dr. Zickgraf von der DSO am 25. 6. 1997 in Bonn ist die Rückvergütung heute auf einheitlich 11 000 Punkte festgelegt – unabhängig davon, um welche Organtransplantation es sich handelt. Ein Punkt hat den Wert von bis zu 1,10 DM. Das heißt, wenn alle Transplatationszentren gezahlt haben, konnte das KfH und die DSO bei 3228 Transplantationen mit einer Gesamt-Rückvergütung in Höhe von knapp 40 Millionen DM rechnen. Die 3228 Transplantate wurden 1996 von 1040 sogenannten unfreiwilligen Spendern entnommen, nur bei 34 von ihnen lag ein Organspendeausweis vor. Anläßlich der 2. und 3. Lesung des Transplantationsgesetzes am 25. 6. 97 wurde gesagt, daß bei 95 Prozent der Fälle die Einwilligung der Angehörigen eingeholt wurde. Wie ist die Dunkelziffer von drei Prozent zu klären, etwa durch illegale Entnahmen, wie es Rabbi Berger anläßlich einer Anhörung durchblicken ließ?

Im Gegengeschäft für die Rückvergütung unterhalten KfH/DSO Organisationszentralen und -büros in den Transplantationszentren für die organisatorische Abwicklung von der Organspende bis zur Transplantation. Dies beinhaltet u. a. die Führung und ständige Aktualisierung der Wartelisten für Transplantationen sowie die Organisation, Durchführung und Vermittlung aller Schritte einer Organspende unter Einbeziehung der auswärtigen Krankenhäuser. Zu den Tätigkeiten der Teams zählen die Assistenz bei der Hirntod-Diagnose und Stabilisierung des Spenders, Schulung und werbliche Beeinflussung des Krankenhauspersonals, Kontakte mit Polizei und Gerichten. Wegen der fixen Kosten arbeiten die Organisationszentralen umso gewinnbringender durch die Refinanzierung, je höher die Transplantations-Frequenz ist. Eine wichtige Rolle spielt auch die Geschicklichkeit, mit der es gelingt, bei den Angehörigen eine Zustimmung für eine Multiorganentnahme zu erreichen. Dann kann sich das Inkasso für Herz, Lunge, Leber, Niere, Bauchspeicheldrüse auf 700 000 Mark erhöhen.

Für KfH und DSO war und ist die Kooperation mit ihren Finanziers durch Ämterhäufung einflußreicher Mitarbeiter anderer Institutionen sichergestellt. Das hat zur Folge, daß Preisverhandlungen zwischen dem KfH und den Krankenkassen mitunter am „übernatürlichen Einfluß" scheiterten. So saß beispielsweise der Abteilungsleiter im AOK-Landesverband Bayern, Eduard Ziegler, zugleich im Präsidium des KfH (Der Spiegel, Nr. 34, 1989). Nun sitzt der ehemalige Geschäftsführer, desselben Landesverbandes, Hans Sitzmann, im KfH-Präsidium; der ehemalige Geschäftsführer des AOK-Landesverbandes Nordrhein, Günter Zimmermann, wurde bekannt für seine KfH-Tätigkeit; der Ex-Geschäftsführer der AOK Brandenburg, Bernd Grieger, wurde Bevollmächtigter des Vorstandes. Wilhelm Schneidgen, ehemaliger Geschäftsführer der AOK Köln, sitzt im Stiftungsrat der DSO(Der gelbe Dienst, Nr.10/97).

Als Dank für Formulierungshilfen bei der Abfassung des

Transplantationsgesetzes, steht der ehemalige Abteilungsleiter Gesundheit vom Landesgesundheitsministerium Hessen, Dr. Thomas Zickgraf, nun auf der Gehaltsliste der DSO. Der Wechsel eines Beamten in ein privatwirtschaftliches Unternehmen ist nach Ansicht von Experten nur dann lohnend, wenn sich das Einkommen mindestens verdoppelt oder verdreifacht. Als Abteilungsleiter verdiente Zickgraf monatlich rund 10 500 Mark brutto. In den Vorständen, Präsidien und wissenschaftlichen Beiräten der Dialysevereine ist zudem alles vertreten, was in der deutschen Nephrologie Rang und Namen hat.

Dasselbe trifft für die Interessenverzahnung von KfH/DSO und Persönlichkeiten der Transplantationsmedizin zu, wie auch den Akzeptanzbeschaffern aus Rechtsmedizin und Philosophie. Letztere waren es auch, die die gemeinsame Erklärung der EKD und Deutschen Bischofskonferenz vorformulierten, die heute noch als Werbeschrift für die Organspende ihre Dienste leistet. Bei der Vergabe von Posten und Honorierungen von Diensleistungen liegt der Verdacht nahe, daß hier durch hohe Honorare und Gehälter ein guter Teil der Gewinne der gemeinnützigen Vereine abgeschöpft wird.

Das Interesse an Informationen über den Verbleib von Geldern, die letzten Endes von der Solidargemeinschaft der Versicherten gezahlt werden, auf Seiten der Spitzenverbände der Krankenkassen ist mäßig. Bei Überprüfung der „Hochglanzbilanzen" aus Neu-Isenburg, so Schönbach, haben Kassenspezialisten ohnehin ihre Probleme. „In zehn Jahren", so erklärte einer von ihnen, habe er bei den Preisverhandlungen mit dem Verein noch „keine drei konkreten Belege gesehen". Und weiter: „Je tiefer man da gräbt, desto mehr stinkt's (Ebd.).

Hirntod-Diagnostik – die Wirklichkeit ist anders

Organspende rettet Leben, so wirbt der Arbeitskreis Organspende für die Transplantationsmedizin. Da sich aber nur eine kleine Zahl von Menschen zu Lebzeiten für eine Organspende schriftlich entscheidet, bleibt es weiter bei der Überzeugungsarbeit von Angehörigen. Konflikte sind dabei vorprogrammiert, wenn das Gespräch mit Angehörigen und die Hirntoddiagnose interessengeleitet sind. Das Gespräch wird im übrigen immer zu früh geführt, nachdem die erste klinische Untersuchung Verdachtsmomente auf einen „Hirntod“ zeigt, aber bevor apparative Untersuchungen beginnen oder eine zweite klinische Untersuchung nach 12 Stunden begonnen hat. Die Behauptung, daß die Diagnose von zwei Ärzten unabhängig voneinander durchgeführt würde, kann nach den mir vorliegenden Unterlagen nicht mehr aufrecht gehalten werden. Unzutreffend ist auch die Feststellung, daß in den letzten Jahren keine Angiographie mehr zur Feststellung des „Hirntodes“ durchgeführt wurde. Eine Angiographie als apparative Untersuchung gilt als riskant, da sie zu dem führen kann, was man beabsichtigt zu diagnostizieren, den Hirntod (Bei Marion P, der „hirntoten Schwangeren in Erlangen, wurde i. Ü. die Angiographie nicht durchgeführt, um die Schwangerschaft nicht zu gefährden).

Um die Diagnosezeit zu verkürzen, ist eine apparative Zusatzuntersuchung vorgeschrieben. Diese beschränkt sich aber meistens auf die Auswertung des EEG (Elektroenzephalogramm). Dieses am häufigsten angewendete Verfahren, mit dem von der intakten Kopfoberfläche bzw. dem Großhirn schwache elektrische Potentialschwankungen abgeleitet werden, gilt aber als unsicher. In Fachartikeln wird immer wieder über vorübergehendes Erlöschen der elektrischen Gehirnaktivitäten berichtet. Zu erneuten Aktivitäten kann es in Folge emotionaler Ansprache durch Angehörige kommen, denn dem Großhirn werden Funktionen wie Bewußtsein, Denken oder Fühlen zugeschrieben. Wenn aber Restaktivitäten registriert werden, kann auch noch Schmerzempfinden vorhanden sein.

Arbeitskreis Organspende, die Werbeabteilung von KfH/DSO

Zwei weitere Tochterunternehmen stehen im Dienst von KfH/DSO. Der *Arbeitskreis Organspende,* dessen Schirmherr und Mitfinanzier Bundesgesundheitsminister Horst Seehofer ist, produziert bereits seit den 70er Jahren sogenanntes „Aufklärungsmaterial" für unterschiedlichste Zielgruppen: Politiker, Ärzte, Apotheker, EndverbraucherInnen, SchülerInnen. Dem Arbeitskreis gehören 28 Institutionen an, u. a. solche, die eine naturgegebene oder professionelle Beziehung zum Unfallgeschehen auf der Straße haben. Das sind zum einen Rettungsdienste und zum anderen der Bundesverband der Motorradfahrer e. V., dem wiederum nach Aussagen von Henning Knudsen, der das Verbandsbüro leitet, 70 bis 80 Motorradclubs angehören. Jedes Jahr verunglücken 800 bis 900 Motorradfahrer tödlich. Rund ein Drittel der Organspender sind Verkehrsunfallopfer, davon wiederum rund ein Drittel MotorradfahrerInnen. Prof. Angstwurm schätzt die Häufigkeit des Todes durch Hirnausfall auf 1 v. H. aller Todesfälle und auf Intensivstationen auf 8 bis 10 v. H (Protokoll Nr. 17, S. 64). Verursacht kann der „Hirntod" u. a. durch Hirntumor, Hirnbluten, Suizid oder Unfall sein. Für die Verwertbarkeit der Organe von „Hirntoten" ist es nützlich, wenn die Spender noch möglichst jung und gesund sind – also beispielsweise durch Unfall einen Hirnschaden erlitten haben. Damit nach einem Unfall bei einer Hirntoddiagnose die Ergebnisse nicht verfälscht werden, erhalten die Unfallopfer keine Schmerz- und Betäubungsmittel.

Das *Transplantations-Datenzentrum Heidelberg in Trägerschaft der Deutschen Stiftung Organtransplantation betreibt den Relaisrechner zwischen den Transplantationszentren und Eurotransplant in Leiden in den Niederlanden.* Das Datenzentrum wurde 1989 seiner Bestimmung übergeben und kooperiert außerdem mit dem Institut für Transplantationsimmunologie der Heidelberger Universität unter Leitung von Prof. Gerhard Opelz. Ziel der Gründung war es, ein Transplantations-Informationssystem (TIS) einzurichten, das den organisatorischen Ablauf der Organtransplantationen erleichtert, der Qualitätskontrolle dient und zugleich wissenschaftliche Erkenntnisse über die Voraussetzungen zur Erreichung optimaler Funktionszeiten verpflanzter Organe liefert. (Vgl. KfH 1990: 17f; Ketzler 1990: 202).

Eurotransplant klagt über unausgeglichene Organ-Handelsbilanz

Zum Bedauern von Eurotransplant hatte sich Deutschland zu einem Importland für Organe entwickelt. Die „Schuld" von 137 Nieren wurde aber im Jahre 1996 abgetragen. Dieser Umstand war weniger auf die mangelnde Spendenbereitschaft der Deutschen zurückzuführen, als vielmehr auf die unterschiedlichen gesetzlichen Regelungen und Vergabepraktiken in den Ländern, die mit Eurotransplant zusammenarbeiten. In Österreich und Belgien beispielsweise ist das Spendenaufkommen wegen der Widerspruchslösung größer, in den Niederlanden, weil auch nach Herz-/Kreislauftod explantiert wird und die Vergabekriterien restriktiver sind als in Deutschland. Im zentralen EDV-unterstützten Widerspruchsregister des Österreichischen Gesundheitsministers sind nur 3000 Widersprüche registriert (Stand August 1997). Alle anderen Österreicher gelten als präsumtive Organspender, wie auch der ausländische Tourist an der Felswand. Die Hirntoddiagnose wird in Österreich nur von einem Arzt vorgenommen.

Die Schieflage der unausgeglichenen Handelsbilanz war auch dadurch bedingt, daß in Deutschland z. B. über die Hälfte der Nieren vor Ort vermittelt wurden.

In Deutschland sind die Aktivitäten zum Zweck der Organbeschaffung, wie zuvor beschrieben, nicht unterentwickelt. Kaum ist jemand auf der Autobahn verunglückt, finden Rettungsfahrzeuge vielfach todsicher den Weg zum nächsten Transplantationszentrum. Auf starke Schmerz- und Beruhigungsmittel muß verzichtet werden, da dies die Diagnoseergebnisse verfälschen würde. Ebenso schnell finden transplantationsrelevante Daten den Weg über Daten-Autobahnen zum KfH/DSO-eigenen Datenzentrum nach Heidelberg und oder nach Leiden/NL zu Eurotransplant. Von dort aus werden Länder wie Deutschland, Belgien, die Niederlande und Österreich nach bestimmten Allokations- (Zuteilungs)Richtlinien bedient. Eurotransplant kooperierte und kooperiert darüber hinaus mit anderen Verteilerzentren in Europa und auch in Übersee. Um die Bedarfslücke zu schließen, importierte Eurotransplant 1990/91 auch Organe aus Moskau im Gegengeschäft mit Naturalien. Wegen vermuteter Unregelmäßigkeiten bei den Explantationen in Moskau wurde das Geschäft aber wieder eingestellt.

Zur Finanzierung von Eurotransplant wird eine Registrierungspauschale pro potentiellem Organempfänger auf der Warteliste erhoben. Auf Grund einer Verringerung der Zahl der Registrierungen und allgemeiner Kostensteigerung im Jahr 1995 wurde diese Pauschale 1996 von ursprünglich 694,– hfl auf 713,– hfl angehoben.

Die *Deutsche Transplantationsgesellschaft e.V.* hat sich die Aufgabe gestellt, Transplantationen in der Krankenversorgung, die wissenschaftliche Entwicklung auf diesem Gebiet und die gesellschaftliche Akzeptanz zu fördern.

Heiligt der Scheck die Mittel?

Transplantationszentren sind auf die Kooperationen mit Zulieferkrankenhäusern angewiesen. Doch da zeigten sich aus unterschiedlichen Gründen Hemmnisse. Nur ein begrenzter Teil der Krankenhäuser mit Intensivbetten beteiligt sich an der Meldung von potentiellen Organspendern. Die Pflege „hirntoter" Patienten und die Explantation ist aus gutem Grund nicht jedermanns, nicht jederfraus Sache. Einer Umfrage unter Krankenschwestern und Ärzten in USA zufolge verstanden lediglich 35% das Hirntod-Konzept (Youngner, Landefeld, Coulton, „Brain death", JAMA 261, S.2205, 1989). In den USA, dort wo die Harvard Medical School den Hirntod auf den Weg brachte, ist inzwischen in Medizinerkreisen Nachdenklichkeit eingekehrt. Eine med. Fachzeitschrift veröffentlichte kürzlich einen Artikel mit der Headline, The brain death of the brain death. Auch hierzulande wurde keineswegs ein Konsens in der Beurteilung des Hirntodkonzeptes beobachtet. Etwa die Hälfte der an den Anhörungen im Gesundheits- und Rechtsausschuß des Deutschen Bundestages beteiligten Experten äußerte sich dazu kritisch.

Bis zur Verabschiedung des Transplantationsgesetzes konnten Krankenhausverwaltungen, Ärzte und Pflegepersonal juristisch nicht zu Organ-Lieferdiensten verpflichtet werden. Hirntote Organspender sind nach dem Stand der Wissenschaft der Bundesärztekammer Leichen, zu deren Pflege niemand gezwungen werden konnte. Darum entschied das KfH bereits in den 70er Jahren, die Meldebereitschaft der Ärzte durch persönliche Zuwendungen zu beeinflussen. Am Rande einer Podiumsveranstaltung (am 8.7.94 in Bad Waldsee) erzählte der damalige Moderator der Diskussion, Prof. Dr. Hans Joachim von Büdingen: Als er vor 20 Jahren von Freiburg nach Ravensburg als Chefarzt ins St. Elisabeth Krankenhaus kam, erhielt er nach seiner ersten Hirntoddiagnose von der KfH unaufgefordert einen Scheck über 2000 DM. Entrüstet sandte er den Scheck wieder zurück.

Inzwischen sind solche Zahlungen offiziell geregelt. Auch Professor von Büdingen hat einen „Hirntodfond" eingerichtet, aus dem in seinem Krankenhaus Extraanschaffungen getätigt werden. Die DKG-Rahmenvereinbarung zur Erstattung der Personal- und Sachkosten bei Nierentransplantationen, beschlossen vom Vorstand der Deutschen Krankenhausgesellschaft am 8. 12. 1982, sehen folgende Zahlungen vor:

„§ 1, Unbeschadet der Regelung in den §§ 2 und 3 vergütet das KfH für die Dienstleistungen des nichtärztlichen Krankenhauspersonals und zur Abgeltung der sächlichen Kosten des Krankenhauses (einschließlich Sachkosten für ärztliche Sachleistungen) eine Pauschale von 2000,– DM je Explantation (Entnahme der Niere beim Spender).

§ 2, Das KfH vergütet den mit Transplantationszentren zusammenarbeitenden Krankenhäusern für die persönlichen Dienstleistungen (einschließlich der Honorarstelle für ärztliche Sachleistungen) der an der Hirtoddiagnostik sowie der Explantation mitwirkenden Krankenhausärzte, soweit diese im Rahmen ihrer Dienstaufgaben tätig werden, einen Pauschalbetrag von 1000 DM je Explantation.

§ 3, Soweit die Krankenhausärzte an der Hirntoddiagnostik sowie der Organentnahme im Rahmen ihnen gestatteter Nebentätigkeit mitwirken, wird die Vergütung für die persönlichen Dienstleistungen der Ärzte unmittelbar zwischen den beteiligten Ärzten und dem KfH vereinbart."

Zuvor heißt es: „Die Krankenhausgesellschaften in Baden-Württemberg, Bayern, Hessen und Rheinland-Pfalz haben mit dem Kuratorium Heimdialyse, Neu-Isenburg, Rahmenvereinbarungen über die Erstattung der Personal- und Sachkosten von Krankenhäusern bei Explantationen abgeschlossen. Offensichtlich haben sich diese Rahmenvereinbarungen in dem Sinne bewährt, daß Hemmnisse für Transplantationen abgebaut werden." Die Vereinbarung wurde auch den übrigen Bundesländern empfohlen.

Das Transplantationszentrum Berlin Steglitz teilte in einem Schreiben vom 5. 3. 1997 mit, daß bei der Entnahme mehrerer Organe ein Betrag von 3000,– Mark an die Krankenhausverwaltung erstattet wird.

Im Auftrag von KfH/DSO erarbeitete die Deutsche Krankenhausmanagement Beratungs- und Forschungsgesellschaft m.b.H. (DKI) eine Studie mit dem Ergebnis einer Erhöhung der Explantationskosten. Diese Studie vom 8. 5. 96 zur „Ermittlung der Kosten der postmortalen Organspende im kooperierenden Krankenhaus" soll als Verhandlungsgrundlage mit der Deutschen Krankenhausgesellschaft dienen.

Von Sonderentgelten und Pflegesätzen zu Fallpauschalen

Bis Ende 1995 hatte jedes Transplantationszentrum seine eigenen Abrechnungsmodalitäten und Preise für Transplantationen. Selbst den einzelnen Verwaltungen war nur selten klar, welche Umsätze mit Transplantationen getätigt wurden oder wieviel eine Transplantation kostet. Diese Beliebigkeit sollte mit der Einführung der Fallpauschalen am 1. 1. 1996 ein Ende haben. Die Datenlage in den einzelnen Zentren zur

Ermittlung der durchschnittlichen Kosten für eine Transplantation waren unzureichend. Von insgesamt 34 Transplantationszentren waren nur etwa fünf in der Lage, Zahlen zu liefern. Selbst diese mußten noch, wie ein Verwaltungsangestellter berichtete, von einem Wirtschaftsprüfer aufbereitet werden. Selbst Krankenkassen waren mit der Beschaffung von Zahlen überfordert. Das Bundesministerium für Gesundheit schätzte die Kosten für Organtransplantationen 1995 auf insgesamt 400 Millionen Mark. Prof. Broelsch aus Hamburg nannte auf einer Tagung in Düsseldorf Umsätze von 10 bis 20 Millionen Mark pro Transplantationszentrum. Diese Angabe erscheint aber, was die Universitätsklinik in Eppendorf/Hamburg angeht, stark untertrieben. Wie hoch eine Rechnung bei einer Privatliquidation ausfiel, wird anhand des folgenden Falles beschrieben:

Am 8.12.1992 entschloß sich Gerhard E. aufgrund einer Leberzirrhose zu einer Lebertransplantation in der Universitäts-Klinik in Hamburg-Eppendorf – wie damals noch üblich, völlig uninformiert über Begleitumstände und mögliche Folgen. Die breite öffentliche Diskussion darüber, daß lebensfrische Organe nur von noch Lebenden entnommen werden können, hatte noch nicht stattgefunden. Aufklärung über Nebenwirkungen, wie sie für jeden Beipackzettel vorgeschrieben ist, fehlte und fehlt zum Teil heute noch – bei den schwerwiegendsten Eingriffen der Organex- und -implantation.

Uninformiert und vertrauensvoll wandte sich das Ehepaar E. an den Direktor der Abteilung für Allgemeinchirurgie, Prof. Dr. Chr. E. Broelsch, mit der Bitte um umfassende Aufklärung. Dieses Vertrauen wurde allerdings in mehrfacher Hinsicht mißbraucht. Nach zwei Wochen Martyrium auf der Intensivstation starb am 23.12.1992 Gerhard E. nach einer zunächst erfolgreich verlaufenen Operation. Er wurde innerhalb von zehn Tagen dreimal operiert – das letzte Mal, als er bereits im Sterben lag. Die Folgen der Schimmelpilz-Verseuchung (Aspergillus fumigatus) auf der Intensivstation waren tödlich. „Zwei Tage zuvor war im selben Raum eine 28jährige Frau, Mutter von drei Kindern, verstorben, die innerhalb von vier Wochen dreimal eine neue Leber bekommen hatte. Auch sie starb an Schimmelpilz" (Gerda Esser in Ausschußdrucksache 13/116). Das Hamburger Abendblatt (5.1.1993) berichtete: „Nach Einschätzung der Eppendorfer Ärzte ist der Aspergillus fumigatus überall anzutreffen. Diese Verbreitung sei für jede Klinik ein Problem, das nicht zu lösen sei. Eine Qualitätskontrolle in der klinischen Medizin von Seiten der Krankenkassen gibt es nicht."

Gerda E. stellte Strafanzeige gegen die Universitätsklinik in Eppendorf wegen fahrlässiger Tötung.

(Auf Intensivstationen in europäischen Krankenhäusern steckt sich jeder fünfte mit einer zusätzlichen Krankheit an. Zum Teil werden Erreger durch Beatmungsgeräte, Katheter, Spritzen und Infusionen übertragen, aber auch durch die Luft in den Räumen. Betroffen sind nicht immer nur die ohnehin geschwächten Patienten, sondern auch das Personal. Infektionen bei IntensivpflegernInnen zählen zu Standard-Berufskrankheiten bei den Berufsgenossenschaften. Deutschland liegt im Mittelfeld, vor Italien beispielsweise, aber hinter skandinavischen Ländern und der Schweiz. Die Studie an 10 000 Patienten in 17 westeuropäischen Ländern wurde von Ärzten des Erasmus-Krankenhauses in Brüssel erarbeitet und von dem Arzt Jean-Luis Wincent veröffentlicht) (JAMA, Journal der Amerikanischen Ärztegesellschaft, Bd. 274, Nr. 8, S. 642).

Ein guter Schnitt – das Geschäft mit dem Skalpell

Die Jahresbilanz an Lebertransplantationen in Hamburg lag damals bei 80 p. a. Wie die folgenden Zahlen belegen, sind Organtransplantationen ein lukratives Geschäft für Professoren, Kliniken und Pharmaindustrie. Gerhard E., bzw. seiner Versicherung, wurden folgende Kosten in Rechnung gestellt:

Klinik	224 509,70 DM
Internist	5 765,50 DM
Chirurg	29 620,20 DM
Anästhesist	18 148,03 DM
Anästhesist	7 018,80 DM
Labore und andere Ärzte	44 937,77 DM
	330 000,00 DM

Weitere Kosten, für den Fall, daß Gerhard E. überlebt hätte.

Übertrag	330 000,00 DM
Sonderaufwand Intensivstation	56 000,00 DM
Krankentransport und Flug	5 500,00 DM
Pflegesatz, nur 3 Wochen	14 720,00 DM
	406 220,00 DM

plus Arztkosten, Überwachung 3 Wochen	
plus Rehaklinik	
plus Medikamente jährlich ca.	15 000,00 DM

Geht man davon aus, daß alleine in der Hamburger Universitätsklinik in der Folgezeit ca. 100 Lebertransplantationen mit einem durchschnittlichen finanziellen Aufwand von 400 000 Mark stattfanden, ergab sich alleine aus diesem Geschäft ein Umsatz von 40 Millionen Mark. Prof. Manns rechnet im Dt. Ärzteblatt, 12. 6. 1992, vor, daß in Zukunft „mit einer Bedarfszahl von 6000 bis 7000 Lebertransplantationen im Jahr in Deutschland gerechnet werden muß". Damals wurden 450 registriert. Um den wachsenden Bedarf an Lebern etwas besser decken zu können, ist Prof. Broelsch dazu übergegangen, „Splitleber" zu verpflanzen. Diese Methode erlaubt, eine Leber zu splitten, um mit den zwei Teilen auch zwei Patienten versorgen zu können. Gleichzeitig verdoppeln sich auch die Fallpauschalen.

Durch die Bedarfsweckung auf der einen und dem knappen Angebot auf der anderen Seite entstandene erhöhte Nachfrage nach Organen wird, so lt. Prof. Land, München, das Organ „zum begehrten Besitz". Mit der Verknappung des Ersatzteillagers Mensch ist darum gutes Geld zu verdienen: für Transplanteure, für Transplantationszentren und die Pharmaindustrie. Darum ruft die Frage nach dem Besitz der Organe diejenigen auf den Plan, die meinen, einen Anspruch darauf zu haben. Doch die Beantwortung der Frage bleibt ungeregelt. Darf sich der Chirurg das Organ wegen der zu erwartenden Wertschöpfung aneignen und bewirtschaften, das Krankenhaus oder die Krankenkasse als Kostenträger und mit ihr die Solidargemeinschaft? Entscheiden die Distributions-Zentralen über die Zuteilung? Oder gehört das Organ in die „öffentliche Hand“?

Eines läßt sich schon jetzt absehen: Die Zahl der Empfänger in der Warteschleife wird sich durch Fehlleistungen der Medizin, aber auch durch Alkohol-, Nikotin-, Tablettenmißbrauch vergrößern. Der belgische Forscher Marc E. de Broe, Antwerpen, berichtete im Oktober auf einem Nephrologie-Kongress über eine Studie, die er verfaßt hatte. Er hatte mehr als 200 durch Schmerzmittel geschädigte Nierenkranke aus 15 Ländern untersucht. Bis auf sieben räumten alle die jahrelange Einnahme von Kombinationsschmerzmitteln ein (FAZ, 16.10.96). Mischpräparate, die häufig als nützlich und harmlos angepriesen werden, verursachen oft genug, was man zu beheben versucht und gelten als besonders nierenschädigend. Effiziente Mittel, Leber und Niere zu schädigen, sind auch sowohl die alten Drogen, als auch die neuen Psychodrogen Ecstasy und die vielen anderen Kreationen. Einen rasenden Absatz finden inzwischen in den USA Schlankheitspillen, d. h. Appetitzügler mit stimulierenden Substanzen vom Amphetamintyp. Dealer sind dieses Mal nicht die Drogenhändler, sondern Fitness-Clubs, Modegeschäfte und Schönheitsfarmen. Die Schädigungen vollziehen sich in einem schleichenden Prozeß, dessen Folgen nicht sogleich überblickt werden. Wenn aber der Schaden entstanden ist, nimmt das Anspruchsdenken und der verständliche Wunsch nach „Reparatur“ zu.

Die Finanzierung von Organtransplantationen ist seit dem 1.1.1996 durch die Einführung der Fallpauschalen geregelt. Diese Fallpauschalen, die alle Kosten während des Krankenhausaufenthalts umfassen, können aber auch in medizinisch begründeten Einzelfällen lt. Transplantationsgesetz überschritten werden. In einer Nacht-und-Nebel-Aktion, wie Theo Riegel vom Verband der Angestellten-Krankenkassen (vdak) sagte, wurden die Fallpauschalen 1995 errechnet und ohne Mitsprachemöglichkeit der Spitzenverbände der Krankenkassen vom Bundesministerium für Gesundheit genehmigt. Diese um 10 bis 12 Prozent zu hoch errechneten Fallpauschalen sollen, wenn es nach dem Willen der Spitzenverbände der Krankenkassen geht, um diesen Prozentsatz wieder reduziert werden. Das zweite Gesetz zur Neuordnung von Selbstverwaltung und Eigenverantwortung in der gesetzlichen Krankenversicherung (2. GKV-Neuordnungsgesetz – 2. NOG) – Teilbereich Krankenhausfinanzierung – sieht eine größere Einflußnahme der Krankenkassenverbände im Bereich Ausgabensituation im Krankenhaussektor ab 1998 vor.

Das heißt die Verbände müssen mit ihrem Verhandlungspartner, der Deutschen Krankenhausgesellschaft, Konditionen aushandeln. Wenn es zu keiner Einigung kommt, entscheidet eine Bundesschiedsstelle, die zur strikten Einhaltung der Beitragsstabilität verpflichtet ist. Der vdak schlägt bei Nichteinhaltung der Beitragsstabilität vor, daß der Vorsitzende der Bundesschiedsstelle persönlich haftet und daß gegen die Entscheidung dieser Stelle der Klageweg offen bleibt.

Die Ermittlung der Fallpauschalen ist das Ergebnis eines Forschungsprojekts, das das Bundesministerium für Gesundheit drei Unternehmensberatungs-Gesellschaften in Auftrag gegeben hat: dem Projektteam der DKI Deutsches Krankenhausmanagement Beratungs- und Forschungsgesellschaft mbH, der GEBERA Gesellschaft für betriebswirtschaftliche Beratung mbH und dem Projektteam IfG Institut für Gesundheitsökonomik. Für die Erhebung und Auswertung der Zahlen war das Basisjahr 1993 maßgebend. Die Arbeit erwies sich als schwierig, da selbst in den wenigen Kliniken, die bereit waren zu kooperieren, die Datenlage mangelhaft war, um eine Kalkulation mit der gewünschten Differenzierung durchzuführen. Bei Lebertransplantationen differierten die Fallkosten zwischen 151 210 bis 195 910 DM, bei Nierentransplantationen von

79 352 bis 105 401 DM und bei Knochenmarktransplantationen zwischen 164 774 bis 331 697 DM.

Als Mittelwert wurden folgende Fallpauschalen errechnet und beschlossen:

(Die im Fallpauschalenkatalog verzeichneten Punkte wurden mit 1,10 DM multipliziert)

Nierentransplantation	106 909,– DM
Primäre Herztransplantation	101 376,– DM
Sekundäre Herztransplantation	113 234,– DM
Lebertransplantation (Leberzirrhose)	193 061,– DM
Lebertransplantation (Leberzirrhose u. Hepatitis)	237 347,– DM
Lunge	145 700,– DM*
Bauchspeicheldrüse	98 500,– DM*

* (Wird nach Sonderentgelten abgerechnet)

Ein schleichender Prozeß zur Euthanasie

Mit der Verabschiedung des Transplantationsgesetzes wird der Gesetzgeber sich nicht den Vorwurf ersparen können, einem schleichenden Prozeß zur Euthanasie Vorschub zu leisten. Selbst der australische Bioethiker Peter Singer benutzt die Formel Hirntod = Tod als Argument für weiterreichende Eingriffe mit Todesfolgen. Ebenfalls in den USA „hat sich ein starker Trend zur Euthanasie und zum unterstützten Suizid entwickelt " (...). Doch ich sehe in der Euthanasie und im ärztlich unterstützten Freitod das gleiche Virus auftauchen, das die moderne Medizin infiziert hat." (Daniel Callahan, Präsident der Hastings Center für Ethikforschung in New York, DIE ZEIT, 26. 5. 1995, S. 41). Fünfzig Jahre nach Beendigung der Euthanasie im Dritten Reich ist speziell in Deutschland Vorsicht geboten.

Prof. Linus Geisler warnte in einer Anhörung vor der erweiterten Zustimmungslösung. Ein Zustimmungsrecht anderer müsse unbedingt verhindert werden. „Es wäre ein Eingriff in ein fundamentales Persönlichkeitsrecht. In anderen Rechtsbereichen dulden wir das auch nicht. Niemand käme auf die Idee, einem anderen das Recht einzuräumen, für ihn zu wählen, zu spenden oder ein Testament einzurichten." (DIE WOCHE, 7.4.1995). Geisler wies deutlich auf die Lebenszeichen sogenannter hirntoter Patienten hin: Er sei warm und durchblutet, Herz und Kreislauf funktionieren, er atme auf Zellebene selbständig, seine Nieren arbeiteten, seine Verdauung funktioniere, er zeige spontane Bewegungen, und bei Organentnahme zeigte sich zuweilen ein massiver Blutdruckanstieg bis auf Werte von 230/120 mmHg. Hirntote Männer könnten Erektionen und einen Samenerguß bekommen und seien demnach fortpflanzungsfähig (Ausschußdrucksache 13/114, S. 36–43). Prof. Geisler schreibt weiter: „Hirntote sind Sterbende, also Lebende. Es steht nicht einmal mit völliger Sicherheit fest, daß zum Zeitpunkt der Hirntoddiagnosestellung in allen Fällen der Tod des ganzen Gehirns eingetreten ist."

Ein unübersehbares Lebenszeichen, aber auch ein Selbstschutz für Explanteure ist es, den Patienten während der „Vivisektion" zu narkotisieren und relaxieren, da sonst mit unberechenbaren Reaktionen zu rechnen ist. Man nennt die Reaktionen Lazaruseffekt. Wenn die Hirnfunktionen und mit ihnen die Reflexe ausgefallen sind, organisiert das Rückenmark die Funktion und steuert die vegetativen Reflexe, oder wie Jonas sagt, eine „subcerebrale neuronale Integration". Die Folge können Bewegungen mit Armen, Händen und Beinen sein, wenn keine Narkose erfolgte und der Patient nicht angeschnallt wurde.

Die Fachschwester für Anästhesie und Intensivmedizin an der Uni Düsseldorf, Liliana Sitar, berichtet über ihre Erfahrungen mit „Hirntoten". Sie wurden genauso betreut wie andere Hirnverletzte auf der Station. Sie wurden durch Infusionen ernährt, Blutwerte wurden kontrolliert, ebenso der Blasenkatheter für die Urinausscheidung, der Schweiß wurde abgewischt, muskelrelaxierende Medikamente gegeben, damit sich die Muskeln nicht mehr bewegten, wenn sie auf dem Weg zum OP, oft an den Verwandten, vorbeigefahren wurden. „Sonst bekommen die einen Schock (...). Nach dem Schnitt in die Haut steigt der Blutdruck. Das Herz schlägt schneller. Die Bauchmuskulatur spannt sich an. Solche reflexartigen Abwehrreaktionen sind im OP nicht erwünscht (...). Alles, was ich an dem Patienten sah, war sein lebendiger Körper. Der war warm. Der atmete. Der schwitzte. Das tote Gehirn sah ich nicht. Ich hab' weiter mit dem hirntoten Patienten geredet. Hab' ihm genau erklärt, was ich gerade an ihm mache. Daß er zur Organentnahme in den Operationssaal gefahren wird, das hab' ich allerdings nicht über die Lippen gebracht." Als Liliane Sitar feststellte, daß sie es nicht länger verantworten konnte, daß Menschen in ihrem Sterben gestört werden, wechselte sie ihren Arbeitsplatz.

Der „Hirntod" ist nicht der Tod des Menschen

Prof. Dr. Dietmar Mieth, Lehrstuhl für Moraltheologie, Eberhard-Karls-Universität Tübingen: „(...) Wir brauchen stets Aufklärung, aber welche Aufklärung brauchen wir? Die Selbstaufklärung eines Systems ist oft Propaganda, die dagegenwirkende Kritik erscheint oft hilflos angesichts eines echten Dilemmas. (...) lieber halte ich jemand für tot als für lebend, wenn ich lebensbeendend in ihn eingreifen soll. Denn dann ist die Definition an allem Schuld, nicht aber ich bin verantwortlich."

Unter der Überschrift „Man merkt die Absicht und ist verstimmt", schreibt Prof. Dr. Dr. K. Dörner: „Erstaunlich an der jetzigen Situation ist eigentlich nur, daß wir alle – einschließlich der Bundesärztekammer, der Kirchen und der Ethikkommissionen – 25 Jahre brauchten, um zu erkennen, daß wir uns hinsichtlich der Hirntod-Definition auf einem Irrweg befunden haben, ein Irrweg, der eigentlich mit logischem, gesundem Menschenverstand leicht zu erkennen war, weshalb auch jetzt diejenigen Vertreter des Souveräns, die näher dran sind, signalisieren, daß sie nicht mehr bereit sind, diesen Irrweg weiterzugehen (...). Der Hirntod ist nicht der Tod des Menschen. Dies ist – so peinlich das klingt – auf jeder beliebigen logischen Ebene zu begründen. (...) Wie dargestellt, sind die „Kriterien des Hirntodes" der Bundesärztekammer nicht einmal in der Lage, den irreversiblen Ausfall der gesamten Hirnfunktion zweifelsfrei festzustellen" (13/114, S. 22–26). Jede wissenschaftliche Aussage ist immer in Gefahr, interessengeleiet zu sein.

Dr. Zieger, Neurochirurg, Oldenburg: „Ob Herztod oder Hirntod, jede Definition des Todes ist eine willkürliche Grenzziehung in das Kontinuum des Sterbeprozesses eines Menschen. (...) Letztlich ist das Hirntodkonzept bislang eine medizinische Verabredung geblieben, aber keine gesellschaftliche. (...) Aus unserer eigenen Forschungstätigkeit an Komapatienten auf der Intensivstation weiß ich, daß Komapatienten auf äußere Ereignisse und soziale Stimuli, wie zum Beispiel den Besuch von Angehörigen, eindeutig antworten. (...) Überlebende können sich an Komasituationen rückerinnern und in Hypnose sogar ihre alten Körperpositionen wieder einnehmen. Das gibt uns Einblick in die Lerngeschichte im Koma. Es ist also nicht wissenschaftlich erwiesen, daß ein als hirntot definierter sterbender Mensch keine archaischen Empfindungen mehr hat. Das Erlöschen der Schmerzreaktion reicht nicht aus, wie man aus der Narkoseforschung weiß. Das mit dem Hirntodkonzept verbundene Leib-Seele-Problem ist also ungelöst. (...) Es ist auch mit genauen Meßmethoden nicht hundertprozentig genau zu bestimmen, wann das Gehirn abgestorben ist. Zu den Kriterien der Hirnfunktion: Eigentlich müßte das gesamte Rückenmark mit eingeschlossen sein, weil es Teil des integrierenden Zentralnervensystems des Menschen ist. Das Rückenmark integriert Sensibilität und Motorik fast des gesamten Körpers. Es kann nicht wissenschaftlich ausgeschlossen werden, daß es nichts mit der Integration des autonomen Selbst zu tun hat.

(...) Mit dem Tieferwerden des Komas erlöschen immer mehr Hirnstammreflexe, während spinale Reflextätigkeiten erhalten bleiben. Diese motorischen Leistungen und Verhaltensphänomene, wie sie bei Hirntoten in Form von Umarmungen und Schreibbewegungen zu beobachten sind, sogenannte Lazarusphänomene, werden entsprechend der Logik des Hirntodkonzeptes als bedeutungslose Reflexe und Automatismen, Spinalisationen abgewertet. Das Rückenmark ist aber nicht einfach – ich sagte es oben schon – isoliert zu sehen, es hat etwas mit der Integration des autonomen Selbst zu tun (Protokoll Nr. 17, S., 33–35)."

Der inzwischen verstorbene Philosoph Hans Jonas schrieb 1992 an seinen Freund Wuermeling: „Keiner von Euch und keiner, der Euren Versuch gutgeheißen hat, darf hinfort dafür sein, einem Gehirntoten unter Beatmung, also bei lebendigem Leib, Organe zu entnehmen. Nicht einmal bei vorheriger Einwilligung des Betreffenden." Jonas, der 1933 aus Deutschland emigrierte, war von Wuermeling, seinem Freund, zum Fall Erlangen befragt worden (Johannes Hoff, Jürgen in der Schmitten (Hg.), Wann ist der Mensch tot? Rowohlt, Reinbeck bei Hamburg, 1994).

Auf die verfassungsrechtlichen Bedenken, die sich bei der Transplantationsmedizin ergeben, verweist u. a. der Verfassungsrechtler Prof. H.-U. Gallwas in der Anhörung des Rechtsausschusses: „Es ist nicht Sache des Staates, zu entscheiden, wann das Leben des Menschen endet, ob also der Hirntote schon ein Toter oder noch ein Sterbender ist". Und später heißt es: „Dem Staat ist es wegen der Verfassung verwehrt, menschliches Leben zu bewerten und je nach dem Ausgang der Bewertung das Grundrecht des einen dem Grundrecht des anderen zu opfern" (Gallwas, Protokoll Nr. 17, S., 8/9). Der Schutz der Persönlichkeit muß umso intensiver ausfallen, je geringer der zeitliche Abstand zum Todeszeitpunkt ist. „Verfassungsrechtlich geht der Unterschied im Schutz des „nach dem Hirntod Sterbenden" gegenüber dem „bereits durch den Hirntod Verstorbenen" gegen null. Im einen wie im anderen Fall trifft den Staat im übrigen eine gesteigerte Schutzpflicht, weil der durch das Grundrecht aus Art. 2 Abs. 2 S. 1 GG bzw. durch das postmortale Persönlichkeitsrecht Geschützte sich nicht mehr zu wehren vermag" (Ausschußdrucksache 13/114, S. 29-35).

Das Herz am Kap der guten Hoffnung

Als am 3. Dezember 1967 in Kapstadt das erste Herz verpflanzt wurde, ging die Nachricht als Zeichen der Hoffnung um die Welt. Die Tatsache als solche, daß es möglich geworden war, ein Herz zu verpflanzen, genügte, um die Weltöffentlichkeit zu interessieren. Doch annähernd alle Kriterien, die als Voraussetzung für ein Überleben nach der Operation des 55jährigen Empfängers Louis Washkansky hätten berücksichtigt werden müssen, ignorierte der Chirurg Christiaan Barnard: Die Gewebeverträglichkeit war unzureichend, das Herz der 25jährigen Spenderin Denise Ann Dervall war zu klein, die Immunsuppression war noch unterentwickelt, und man war noch nicht in der Lage, ein Herz über einen längeren Zeitraum zu konservieren. Der Düsseldorfer Chirurg und spätere Nobelpreisträger Prof. Werner Forßmann sprach damals von einem „operativen Eingriff ohne Belang. (...) weil unsere Kenntnisse von der Immunbiologie überpflanzter Gewebe noch nicht ausgereift sind (...). Wer aber unter solchen Voraussetzungen operiert, mißachtet das oberste Gebot der Chirurgie nil nocere" (nicht schaden) (DER TAGESSPIEGEL, 4. 1. 1968).

Fragen der Zustimmung waren ebenso schnell geregelt wie die juristischen. Denise Dervall war bei einem Bummel mit ihrer Mutter von einem Auto angefahren worden. Die Mutter starb noch an der Unfallstelle und Denise erlitt eine irreparable Kopfverletzung. Vater Edward Derwall konnte schnell überzeugt werden und erteilte seine Zustimmung für die Organentnahme. Nachdem der sogenannte „Hirntod" festgestellt war, stellte Barnard das Beatmungsgerät ab und öffnete den Brustkorb, als bei dem Spenderherzen das Kammerflimmern eingesetzt hatte (Barnard, Christiaan: Das Zweite Leben. Die Erinnerungen des weltberühmten Herzchirurgen, München 1993, S. 34). Bei dem Organempfänger Washkansky beendete eine Lungenentzündung das Transplantationswunder nach 18 Tagen.

Der nächste Herzempfänger, der Zahnarzt Philip Blaiberg, dem Barnard am 2. Januar 1968 ein neues Herz implantierte, überlebte 593 Tage. Bei aller Begeisterung ließ Kritik nicht lange auf sich warten. Das dritte Herz entnahm Barnard einem Patienten, ohne zuvor die Einwilligung der Angehörigen einzuholen. Sowjetische Ärzte erklärten der Weltöffentlichkeit, der Spender des Herzens für Blaiberg könnte noch leben, wenn Barnard ihn nicht zu früh für tot erklärt hätte.

Prof. Dr. Roland Hetzer, damals noch Student, heute renommierter Herzspezialist und -transplanteur am Deutschen Herzzentrum in Berlin, berichtet aus seiner Erinnerung, wie es zu dieser ersten Herztransplantation gekommen war: „Barnard war zu Besuch bei Richard Lower in Richmond, um sich über Nierentransplantationen zu informieren. Bei der Gelegenheit hat er zufällig die Experimente gesehen, die Lower mit Herztransplantationen (an Tieren) gemacht hat. Er ist dann nach Kapstadt zurückgegangen und hat es am Menschen gemacht." (Frankfurter Rundschau, 28.11.1992)

Bis Barnard, an Arthritis leidend, die Hände kaum noch bewegen konnte, war er an insgesamt 46 Herzübertragungen beteiligt. 1977 griff er erneut zum Skalpell, um einer 25jährigen Italienerin mit einem zusätzlichen Pavianherzen das Leben zu verlängern. Das Experiment mußte scheitern, da alle Xenotransplantationen zuvor auch schon ein tödliches Ende fanden.

Dort, wo das erste Herz verpflanzt wurde, finden heute Organtransplantationen aus Kostengründen nur noch selten statt.

Kaum 48 Stunden vergingen nach der Kapstädter Operation, als in den USA einem Säugling ein Herz eingepflanzt wurde - mit tödlichem Ausgang. Den übereilten fahrlässigen Eingriff von Adrian Kantrowitz an einem wehrlosen Baby bezeichnete Forßmann als Mord. Viele weitere Morde bzw. Menschenversuche folgten. Wie groß die Zahl fehlgeschlagener Versuche ehrgeiziger Chirurgen damals war, die nicht publiziert wurden, bleibt im Dunkeln. Bekannt wurden etwa 100 Herztransplantationen weltweit im ersten Jahr nach Barnards Initialzündung. Nur wenige Patienten überlebten den Eingriff länger als 12 Monate. Herztransplantationen gerieten daraufhin zunächst für mehr als ein Jahrzehnt in Verruf.

Von der Öffentlichkeit und Sensationspresse übersehen und von Chirurgen entproblematisiert, blieb für lange Zeit die Hirntod-Problematik. Forßmann als einer der wenigen Kritiker spricht in dem bereits zitierten Artikel in DER TAGESSPIEGEL, 4.1.1968, von lebendfrischen Organen. Und weiter: „Die Chancen sind also am allergrößten, wenn es einem gesunden und in voller Lebenskraft stehenden Menschen entnommen wird (...). Deshalb liegt es im Interesse des Empfängers und des Transplantationsmediziners, den sterbenden Spender so früh wie möglich für tot zu erklären, um über ihn verfügen zu können".

Harvard und die Ad-hoc-Kommission

In den USA war es damals, wie andernorts, unter Strafe verboten, einem noch Lebenden Organe zu entnehmen. Um das Verbot zu umgehen, bildeten Ärzte, unterstützt von Ethikern und Juristen, an der Harvard-Universität die Ad-hoc-Kommission – auch Ethikkommission genannt. 1968 war es so weit: Nachdem zunächst festgestellt wurde, daß es sich bei den bis dato geltenden Tod-Definitionen um veraltete Thesen handele, wurde der anwendungsgerechte „Hirntod" in die Medizin eingeführt – als Vereinbarung, ohne jede wissenschaftlich oder juristisch haltbare Grundlage.

In Europa ließ der „Hirntod" nicht lange auf sich warten. Bereits 1968 stand das Thema auf dem Tagungsprogramm der Deutschen Gesellschaft für Chirurgie in München und 1972 in Wien. Die Deutsche Bundesärztekammer, eine nicht öffentlich-rechtlich legitimierte Arbeitsgemeinschaft, übernahm die Hirntod-Definition als Entscheidungshilfe, ebenfalls unter Verzicht auf eine wissenschaftliche und rechtliche Begründung (vergl. Prof. Dörner, Anhörungs-Protokoll Nr. 17, Ausschuß für Gesundheit, 28.6.1995, Deutscher Bundestag) (Deutsches Ärzteblatt, Heft 14, 4.82, Heft 31/32, 8.86, Heft 43, 10.86, Heft 49, 12.91, Heft 44, 11.93, Birnbacher).

Korrekt wäre es, von Hirnversagen oder Hirnausfall zu sprechen. Das Krankheitsbild Hirnversagen bei sonst lebendigem Leib konnte erst seit 1959 mit der Entwicklung der Intensivmedizin bzw. Einführung der künstlichen Langzeitbeatmung beobachtet und beschrieben werden. Damals nannte man das Krankheitsbild Coma depassé. In öffentlichen Debatten wird immer wieder betont, daß das Hirntod-Diktat sowohl als Kriterium für Organentnahme als auch für die Intensivmedizin als Zeitpunkt eingeführt wurde, um die Herz/Lungenmaschinen abstellen zu können. Dazu gesteht die Bundesärztekammer, daß bei Patienten, bei denen die Erfolglosigkeit weiterer therapeutischer Maßnahmen zu erkennen ist, „so daß nicht mehr das Leben erhalten, sondern nur noch das Sterben verlängert werden kann; in solchen Fällen ist eine Hirntod-Diagnostik nicht zwingend erforderlich" (Schreiben der Bundesärztekammer an die ZDF Chefredaktion, 7.3.97).

Über einer Todesnachricht

Fühlt er das Weltherz denn nicht,
Wenn so viel Liebeskraft stirbt?
Wiegt ihm ein Leben so leicht,
Weiß es so eilig Ersatz?
Wir, ach, wissen ihn nicht,
Und heißen wohl unersetzlich,
Was unsrem Herzen entreißt
Der großmächtige Tod.
Wege, ihr oftmals begangnen,
Wie endet ihr plötzlich im Dickicht!
Stimme, du zwiesprachvertraute,
Einsame, fürchtest du dich?

Sie freilich, die er uns nahm,
Der geheime Verwandler,
Schweigen sie dunkelen Schlaf,
Lauschen sie fernem Gesang?
Oder wärs, daß sie wirklich
Leicht nur ans Gitter gelehnt
Nachbar noch hießen und Freund
Jeglichem Lassen und Tun?
Wär's, daß wir rufen, und sie
Kommen, die selig Befreiten,
Wärs – und sie blieben für immer
Liebend auf unserer Bahn?

Albrecht Goes

Dipl.-Psych. Roberto Rotondo

„Hirntote" sind keine Leichen

Ich bin im Erstberuf Krankenpfleger und habe im Oktober 1996 mein Psychologiestudium abgeschlossen. Zum Thema „Hirntod" bin ich gekommen, da ich sieben Jahre in Hamburg im Allgemeinen Krankenhaus Altona auf einer Inneren Intensivstation gearbeitet habe und ich mich in dieser Zeit um Patienten kümmern mußte, die als „Hirntote" bezeichnet werden. Meine Diplomarbeit habe ich zum Thema *„Belastung und Bewältigung von Pflegekräften in der Transplantationsmedizin"* geschrieben und bin auf diesem Wege mit OP-Pflegepersonal in Kontakt gekommen, die bei Organentnahmen assistierten. Als Sachverständiger vor dem Gesundheitsausschuß des Deutschen Bundestages (am 28. Juni 1995 und am 25. September 1996) habe ich versucht zu verdeutlichen, worin der Unterschied zwischen „Hirntoten" und Leichen mit sicheren Todeszeichen liegt. Worin der Unterschied zwischen einer professionellen, würdigen Sterbebegleitung und einer Organentnahme liegt. Dies möchte ich auch Ihnen nahebringen.

Was bis vor nicht allzu langer Zeit im wahrsten Sinn des Wortes anschaulich war, der Tod angesichts einer Leiche, ist durch Mediziner unanschaulich gemacht worden, indem sie den Hirntod zum Tod des Menschen erklärten.

Ein Zimmer zu betreten, in dem sich eine Leiche – mit sicheren Todeszeichen – befindet, ist meiner Ansicht nach für jeden, der dies nie erlebte, eine besondere Erfahrung. Auch die ständige Konfrontation mit Leichen läßt dieses Gespür nicht verschwinden. Die Atmosphäre im Raum, das Aussehen des Verstorbenen, die Blässe und das völlige Fehlen von Lebensäußerungen, Glanz- und Leblosigkeit der Augen und Erstarrung des Körpers machen den Tod sinnlich erfahrbar. Vor allem aber ist Ruhe eingetreten.

Im Gegensatz dazu ist der Tod eines „hirntoten" Patienten „unanschaulich", sinnlich nicht erfahrbar. Sie liegen im Bett wie andere bewußtlose Patienten auch, werden beatmet und das Herz schlägt. Sie fühlen sich nicht wie Tote, wie Leichen an, und sie sehen einer Leiche in keiner Weise ähnlich. Im Gegensatz zu „richtigen" Leichen, müssen „Hirntote" gewaschen werden, auch Hautpflege, Zahnpflege, sowie Lagerung und ständige Kontrollen der Kreislaufstabilität und der Beatmungsparameter sind notwendig. Zum Entsetzen mancher Pflegekräfte kann es vorkommen, daß eine solche nur „scheinbar" lebende Leiche eine Pflegekraft *„reflexartig"*[1] mit den Armen umschlingt oder anfängt, im Bett *„lauffähnliche Bewegungen" (Lazarus-Zeichen)"*[2] zu vollziehen. „Hirntote" Männer können Erektionen haben, „hirntote" Frauen schwanger sein, und fachkundige Mediziner, z. B. Prof. Geisler[3] und Dr. Zieger[4], haben vor dem Gesundheitsausschuß des Deutschen Bundestages dargestellt, daß der gesamte Ausfall der Hirnfunktionen nicht feststellbar ist. Mehrfach wurde dort außerdem auf die Veröffentlichung des Neurologen Dr. Klein hingewiesen, in der wissenschaftliche Arbeiten zitiert werden, die belegen, daß nach Feststellung des sogenannten „Hirntodes" die betroffenen Patienten (nicht Leichen!) noch EEG-Aktivität zeigten. Auch Hormonproduktion der Hypophyse konnte nach Feststellung des sogenannten „Hirntodes" nachgewiesen werden.[5]

Aber laut Hirntoddefinition sollen diese Menschen tot sein, ganz tot und nicht nur halbtot. Sie sollen Leichen sein, und Pflegekräfte, Ärzte und „Kritiker", die nicht in der Lage sind, das „Unanschauliche" – den Hirntod – anzunehmen, sind nach vorherrschenden Kriterien unwissenschaftlich und nicht objektiv in ihrer Argumentation, da sie sich u. a. auf Gefühle verlassen.

Aber welche Gefühle sind dies?

In der Regel habe ich Patienten betreut, die primär nicht

„hirntod"-diagnostiziert auf unsere Station kamen. Eine Beziehung konnte zwischen mir und den Patienten entstehen. Dann haben die Patienten entweder „nachgeblutet" und sind dann „hirntod" geworden oder die Gefäße haben einen sogenannten Spasmus entwickelt, sich abgeklemmt, und der „Hirntod ist eingetreten. Sie haben sich dann jedoch kaum von dem Zustand vorher unterschieden. Manchmal war der einzige Unterschied, daß die Pupillen dann weit und lichtstarr waren.

Dann mit den Angehörigen umzugehen, war sehr schwer, da diese ihre Mütter, Väter, Kinder, Ehepartner und Freunde nicht als Objekte ansehen können. Sie haben mit diesem Menschen eine Geschichte, und ich habe schon vor zwei Jahren erzählt, daß es für Angehörige und häufig auch für das Personal unmöglich ist, in diesen Menschen eine Sache, Leiche, Organpuzzle, Teilkörper oder matschiges Gehirn zu sehen. Da liegt ein Mensch und eben kein „Ersatzteillager".

Ein „hirntoter" Patient, der nicht zur Organspende freigegeben wird, wird in der Regel nicht weiter behandelt. Ich möchte Ihnen kurz schildern, wie lange es dauern kann, bis solch ein Patient verstirbt:

Es kann durchaus sehr schnell gehen, und dies wird auch meistens so berichtet. Sie liegen zum Teil reglos da, können aber auch qualvoll ersticken[6].

Ich habe im letzten Jahr einen „hirntoten" Patienten betreut, der erst nach ca. 1½ Stunden, nachdem die Beatmungsmaschine und alle anderen Medikamente abgestellt waren, durch Herzstillstand „verstorben"[7] ist. Ich muß dazu sagen, daß in unserem Krankenhaus die Hirntoddiagnostik sehr ernst genommen wird. Im Gegensatz zu den Auflagen der Bundesärztekammer wurde mindestens ein EEG gemacht – dies ist nicht zwingend vorgeschrieben – und auch eine zweite apparative Untersuchung, eine Dopplersonographie, wurde zusätzlich zu den zwei vorgeschriebenen klinischen Tests vorgenommen. Da wir den Beatmungsplatz von diesem „hirntoten" Patienten für einen anderen Patienten brauchten und der Patient nicht an Herzversagen „verstarb", mußten wir ihn aus seinem Zimmer herausschieben und in ein anderes Zimmer verlegen. Ich habe ihn mir wirklich sehr genau angesehen. Er hatte keine sichtbare Eigenatmung, sein Herz schlug normal, und er sah, vom äußeren Erscheinungsbild her, bis ca. 10 Min. vor dem Herzstillstand wie ein Schlafender aus. Erst kurz vor seinem Tod traten die typischen Veränderungen auf, die sich einstellen, wenn ein Patient stirbt.

Im Gegensatz zur Organtransplantation mußte der Patient in dieser Zeit keinen Eingriff, keine Untersuchung und keine Forschung über sich ergehen lassen, es geschah dem Patienten nichts. Es geschah das, was Hans Jonas in seinem Buch *„Technik, Medizin und Ethik“* wie folgt beschreibt:

„... wir überlassen es der Natur, [die Grenzlinie zwischen Leben und Tod] ... zu überschreiten, wo immer sie sei, oder das Ganze Spektrum zu durchqueren, wenn es mehr als eine Linie gibt.“ [8]

In dieser Zeit ist eine Sterbebegleitung durch die Angehörigen und durch das Pflegepersonal möglich. Der sterbende Patient ist in der Regel nicht allein, und auch ein würdiges Sterben ist gewährleistet.

Was Sterbebegleitung bei einem Patienten bedeuten kann und was auch in der Pflegeausbildung als Leitbild gelehrt wird, soll folgendes Beispiel deutlich machen:

„Jedes Wort, jeder Blick, jede Berührung wird für den Sterbenden wichtig. Selber hoffnungsvoll sein, ist Grundvoraussetzung für die Pflege. [...] Dasein und Dableiben und damit auch Körperkontakt, Berühren, Streicheln ist das Wichtigste überhaupt. [...] Sterben ist ein Geheimnis „undurchschaubarer Offenheit“, d. h., der Sterbende schreitet vom Ahnen zum Wissen, ohne daß die Tiefen enthüllt werden können. Es genügt, daß da Menschen sind, die das Geheimnis schützen und bewahren.“ [9]

Dies alles ist bei einem „Hirntoten“ anders.

Eine vergleichbare Sterbebegleitung während der Organentnahme ist nicht möglich, und die Begleitung des *Sterbenden* – und so wird ein „hirntoter“ Mensch von Pflegeverbänden[10] und auch von diversen Politikern[11] u. a. angesehen –, während der Organentnahme durch Angehörige, ist den

Angehörigen meiner Ansicht nach nicht zuzumuten. Ein Abschiednehmen, wie im Gesetzentwurf der Abgeordneten Knoche u. a.[12] vorgesehen, ist wünschenswert, aber vorher sollten die Angehörigen über den Zustand der Leiche nach der Explantation aufgeklärt werden. Ob die Abgeordneten aller Fraktionen den Zustand des Leichnams nach erfolgter Organentnahme einen *„würdigen Zustand"* nennen, wird nicht näher erläutert.

Wenn Sie dem Transplantationskodex der Arbeitsgemeinschaft Organtransplantation Glauben schenken, wird die Würde des Verstorbenen während der Organentnahme gewährleistet und der Leichnam achtungsvoll behandelt. Das Äußere des Leichnams wird nach erfolgter Organentnahme wieder hergestellt.[13] Dies ist auch ein Anspruch des Pflegepersonals.[14] Das klingt gut, und es beruhigt möglicherweise auch, aber ist dies auch in der Praxis umzusetzen? Vor der Organentnahme ist dieser Anspruch vielleicht noch zu erfüllen. Intensivpflegekräfte behandeln „Hirntote" oft wie lebende Patienten, mit demselben Respekt und mit der gleichen Sorgfalt. Aber ist dies auch während der Organentnahme möglich?

Versuchen Sie, sich diesen „menschenwürdigen" Akt einmal vorzustellen. Immerhin können bei einer Multiorganentnahme Hornhäute, Innenohren, Kieferknochen, Herz, Lungen, Leber, Nieren, Bauchspeicheldrüse, Magen, Knochen, Bänder und Knorpel, Haut, Adern und Knochenmark entnommen werden.[15]

In einem Gesetzentwurf zum Transplantationsgesetz wurde eine Organentnahme sogar mit dem Abstellen der Beatmung eines Patienten gleichgesetzt,[16] da dies nach erfolgter Hirntoddiagnostik auf einer Intensivstation erfolgt, wenn keine Einwilligung zur Organentnahme vorliegt. Ich habe schon geschildert, wie dies aussehen kann, und eine Organentnahme ist mit diesem Vorgang nicht gleichzusetzen, sondern beschönigt diese.

Um zu verdeutlichen, welchen Eingriff eine Organentnahme darstellt, möchte ich anhand von Aussagen einiger Pflegekräfte den Ablauf einer Organentnahme und die von ihnen dabei empfundenen Gefühle darstellen. Die Pflegekräfte standen mir für Interviews zur Verfügung, welche ich im Rahmen meiner Diplomarbeit[17] führte. Sie waren nicht gegen, sondern im Gegenteil für Organentnahmen und können alle langjährige (bis zu 20 Jahre) Erfahrungen in diesem Arbeitsbereich vorweisen.

Zum Ablauf einer Organentnahme und Versorgung der Leiche:

Pflegekraft A:

„(...) ist eh sowieso 'n Intensivpatient, ist schon meist mehrere Tage dann ... so ziemlich angeschwollen (...)"
„Und wir bereiten den Tisch auch schon so vor, daß wir, daß es recht rasch geht und recht einfach. Und daß z. B. die Moltex [saugfähige Unterlage] *nur zum Wegziehen sind auf der Seite und der hat schon das, so 'n weißes, ehm Laken, 'nen größeres auf'n Tisch liegen." „Ja, und daß die Flüssigkeit nicht überall so reinrinnt, kleben wir auch ab vorher noch (...)"*

Pflegekraft B:

„Jetzt stellen diese Organentnahmen in dem Sinne etwas Besonderes dar, weil ja erstmal unheimlich viel Wasser verwendet wird, zum Spülen des Bauchraums. Das sind schon so 10–15 Liter. Und ..., daß eine vergleichsweise stärkere Hektik auch herrscht, weil das soll dann auch schnell gehen. Ne, wegen der begrenzten kalten Ischämiezeit von [Organ X] *und* [Organ Y]. *Sagt man schnell, schnell, schnell und reinschütten, reinschütten. Äh, dann..., so daß also da mehr ... Wasser angeboten wird, sag ich mal, als die Sauger wegschaffen können. [...] Es gibt ja die Möglichkeit, einfach so, so'n Mittelbauchschnitt zu machen. Dann kann man die beiden Seiten hochhalten, das Wasser reinschütten und absaugen. Vergleichweise großes Gefäß, sag ich mal."*

Eine andere Schnittführung hat allerdings auch andere Folgen. Dazu Pflegekraft B:

> *„Denn läuft das an den Seiten raus, richtig im Schwall. [...] Und denn läuft es eben bis in die Einleitung, und es sind große Flächen auf dem Boden, wo wirklich, ja, literweise rotes Wasser auf dem Fußboden ist, mit nassen Tüchern und so und alle patschen da drin rum und Schlachtfeld ... anblick. Und man selber hat da nachts um zwei Uhr die Freude, das einigermaßen da zur Seite zu bringen, daß man überhaupt mit dem Tisch rauskommt und, na gut, dem Reinigungspersonal möchte man das ja auch nicht so hinterlassen, sondern packt die Tücher schon mal in Säcke und aus den Säcken läuft das dann raus und so, das ist schon äh..., ja, wenig ästhetisch."*

Für mich als Psychologen sind verschiedene Aspekte an dieser Aussage interessant. Nur zwei Punkte möchte ich erwähnen. Diese Pflegekräfte kennen sehr blutige Operationen aus anderen Zusammenhängen und können in diesem Arbeitsbereich mit Blut umgehen. Wenn dann im Zusammenhang mit einer Organentnahme der Begriff „Schlachtfeld" verwendet wird, dann stellt zumindest diese Pflegekraft selbst den Bezug zum Schlachten her. Das OP-Team ist sich anscheinend auch darüber im Klaren, daß der Anblick des OP's auch für das Reinigungspersonal sehr belastend sein könnte, obwohl auch diese mit Sicherheit öfter einen blutigen OP-Saal säubern müssen. Diese Aussage verdeutlicht, daß eine Organentnahme nicht mit anderen blutigen Op's zu vergleichen ist.

Eine andere Schilderung macht deutlich, was während der Organentnahme geschieht:

Pflegekraft B:

> *„Das war, glaub' ich in dem, ähm, Vortrag im* [Krankenhaus X] *war das das erste Mal, wo ich das gehört hatte, daß jemand gesagt hatte, daß es eben diesen Prozeß des Sterbens gibt und ..., ja, Hirntod, damit beginnt es praktisch, und wir beenden das andere dann kontrolliert."*

> *„Letztendlich ist es ja … nur, äh …, ein kontrolliertes Zu-Ende-Sterben. Also, wenn man jetzt die Definition verfolgt, der Hirntod ist ein Teil des Sterbens, das Körperliche ist denn das andere, und wir machen eben kontrolliertes Zu-Ende-Sterben."*

Für diese Pflegekraft war es sehr hilfreich, daß auf einer Veranstaltung in ihrem Krankenhaus offen gesagt wurde, daß die Organentnahme ein *„kontrolliertes Zu-Ende-Sterben"* darstellt. Dies dürfte natürlich niemals öffentlich gesagt werden, da ein *„kontrolliertes Zu-Ende-Sterben"* mit einer Tötung gleichzusetzen ist.

So richtig deutlich wird erst während der Organentnahme, daß hier ein Sterbender sein Leben beendet. Hierzu zwei Pflegekräfte:

Pflegekraft A:

> *„Also, daß das da jetzt, daß du jetzt hier plötzlich aus, aus 'nem Spendepatienten 'ne Leiche also … jetzt irgendwie wirklich 'nen Toter wird, ehm. Das wird eigentlich dann erst offensichtlich, wenn, wenn's ruhiger wird irgendwie, wenn die Hektik jetzt vorbei ist und die Organe weg sind, die Anästhesie tritt ab… Und so ganz offensichtlich ist es dann erst dann, wenn man die Abdeckung dann wegnimmt und dann wirklich nunmehr 'ne Leiche auf'n Tisch…"*

Pflegekraft C:

> *„Gerade auch von der, von Seiten der Anästhesie, daß die eben einfach die Geräte abstellt, und die sind dann weg, und alles liegt so da wie wenn, ja, Sie kennen ja dieses Märchen von Dornröschen, die sich sticht, und alles bleibt stehen, und so sieht das dahinter aus. Weil der Apparat an sich, der ist nur abgestellt, aber Tubus ist noch drin, es ist alles noch so, wie es … für eine normale Narkose, wie es sich für 'ne normale Narkose gehört, und dann ist das Tuch da, das ist so wie eine, eine Raumtrennung."*

„Nä, so wie, ja sie, sie, sie, das ist ein Theaterstück mit fatalem Ausgang, dies, was Sie aber nicht erwartet haben. Das ist wirklich – zack!"

Ein Theaterstück ist eine Fiktion, eine Organentnahme ist jedoch sehr real. Zur Beurteilung von Abwehrmechanismen gegenüber belastenden Arbeitsinhalten sind solche Aussagen sehr interessant. Diese Pflegekraft hat sehr lange an Organentnahmen teilgenommen und hat dennoch den Ausgang der Organentnahme nicht erwartet, was natürlich einen Hinweis darauf gibt, wie mangelhaft diese Pflegekraft auf ihre Tätigkeit vorbereitet wurde. Sie erzählte weiter, wie die Stimmung bei einer Organentnahme ist:

„Immer Schweigen... Also vorher konnte noch so eine tolle Stimmung" gewesen sein, äh, Stimmung jetzt eben, daß man sich auch, es wird weiter geflirtet, es wird weiter, es ist so richtig, wie es halt im Leben, im Beruf ist, an einem Arbeitsplatz und ist – Schweigen."

„Das ist einfach so, daß, äh, ...schon so die, dies, dieser Anblick ... glaub' ich schon von sich aus einfach, das auch einfordert, ohne daß man es selber merkt, ist diese, diese, die Körperhaltung, die Physiognomie eines Toten einfach so, daß, ich glaub' der letzte Haudegen verstummt."

Und hier zeigt sich, was ich schon anfangs aus eigener Erfahrung erwähnte: Beim Anblick einer Leiche mit sicheren Todeszeichen tritt Ruhe ein. Aber in diesem Fall interessanterweise erst am Ende der Organentnahme und nicht schon zu Beginn, obwohl ein „Hirntoter" doch schon eine Leiche sein soll. Die *„tolle Stimmung"* während der Organentnahme hat möglicherweise mehr damit zu tun, daß das gesamte Entnahmeteam damit beschäftigt ist, unangenehme Gefühle, die im Zusammenhang mit der Organentnahme stehen könnten, zu „verdecken". Dies wird jedoch sehr schwierig, wenn die Organe entnommen sind und es ruhig wird.

Das Gefühl, einen Toten vor sich zu haben, tritt erst während der Organentnahme oder am Ende der Organentnahme auf. Folgerichtig bezeichnet eine Pflegekraft die Organentnahme dann als *„kontrolliertes Zu-Ende-Sterben"*. Diese Aussagen verdeutlichen auch, daß das Gefühl entstehen kann, daß ein Leben aktiv beendet wird.

Was mit dem Anblick gemeint sein kann, bei dem *"der letzte Haudegen verstummt"* verdeutlichen die Aussagen einer anderen Pflegekraft.

Pflegekraft A:

> *„Ja, und die Leiche wird dann eben grob gereinigt. Das Ganze sieht ziemlich, ehm, 'ne ziemliche Pritschelei immer, weil da mit viel Flüssigkeit gespült wird." „Es ist, ziemlich verschmiert und glitschig."*
> *„Ehm, ... er hat, ... blaß die Haut ... es ist recht, meist irgendwie recht feucht die Haut, sehr kalt."*
> *„Er hat also die OP-Wunden (...)"*
> *„Ehm, dann ... ja, kommt auch noch 'nen Verband drauf, der festgeklebt wird."*
> *„Die Hornhäute sind halt entnommen, also das Auge ist entnommen. Irgend'nen Glasauge ist meist drin, alles verschwollen."*
> *„Ja, meist gehen die Augen dann nicht so richtig zu."*
> *„Klebt man dann meist irgendwie mit ... Kompressen zu. Wobei das Kleben dann auch schwierig ist an solchen Patienten."*
> *„Pflaster hält sowieso nicht, irgendwie drauf der nassen Haut. Das bastelt man da halt rum, um das irgendwie halbwegs, ja an ... ansehbar oder für sich vertretbar ... hinzukriegen, den Leichnam (...)"*
> *„Ja, gibt irgendwie noch 'ne Kinnbinde drum. Ja, der wird dann eingewickelt. Mm, das Laken abgeklebt mit Pflastern, daß nicht alles auseinanderfällt."*

Diese Aussagen veranschaulichen sehr eindrücklich, daß eine Organentnahme etwas sehr Belastendes darstellt und nicht mit anderen OP's vergleichbar ist.

Für manche Pflegekräfte vollzieht sich während der Organentnahme etwas Einmaliges, nicht Vergleichbares mit anderen Operationen. Für sie ist dies nicht mehr mit den Begriffen Würde, Achtung und Respekt in Einklang zu bringen. Hierzu möchte ich Pflegekräfte zitieren, die schon in verschiedenen Veröffentlichungen über ihre Gefühle im Zusammenhang mit den Organentnahmen berichteten.

Christine Lang:

> *„Die Art der Verletzungen, die ein Skalpell zufügt, wenn es tief in vitales Gewebe (lebendiges Fleisch) einschneidet – auch wenn diese Vitalität „nur“ als Minimum in den Grundbewegungen des Lebens künstlich aufrechterhalten wird –, können Ärzte, Sozialethiker, Moraltheologen und Juristen nicht so einfach verharmlosen und wegrationalisieren.*
>
> *Es ist nicht das Ich des Verletzten, nicht die Sprache der Kehle, des Mundes, der Zunge, die das Ausmaß des Zugefügten bekundet. Es ist das Bild, die Aussagekraft des Körpers an sich, die das Erleiden dokumentiert und in mir das Phänomen infernalischen Schmerzes und markerschütternder Schmerzensschreie hervorruft.“*[18]

Monika Grosser:

> *„Nun liegt er da, mit einer riesigen Wundhöhle, und bietet uns seine Bauchorgane dar. Nie würden sie einen Lebenden so verletzen! Das ist es: diese riesige Wunde, diese unermeßlich große Verletzung, die dies so schrecklich sein läßt.“*[19]

Robert Dorner:

> *„Wenn sie als Krankenschwester/Krankenpfleger bei der Prozedur der Organentnahme mitmachen, einen Intensivpatienten entgegennehmen, die Klemme für das Durchlaufen der Perfusionslösung öffnen, die Sprüche der Ärzte kennen, am Schluß alleine mit einer entstellten eiskalten Leiche im Saal sind und dann Eltern miterleben dürfen, die ihren zehnjährigen Sohn gerne noch einmal sehen würden,*

da es vor der Entnahme anscheinend nicht mehr möglich war, wollen Sie vielleicht nur mehr eines – in die Arme genommen werden."[20]

Es gibt Pflegekräfte, die während der Organentnahme Tränen unterdrücken müssen,[21] die wie wir hörten „in die Arme genommen werden" wollen, ein schlechtes Gewissen haben.[22] Manche stellen sich die Frage, ob „es ethisch richtig ist, derart manipulierend in den Sterbeprozeß einzugreifen"[23] und fragen sich, *„wo ... das Recht dieser Toten auf ein würdevolles Sterben (bleibt)"*.[24]

Auch nach der beendeten Organentnahme ist es für manche Pflegekräfte unmöglich, das Erlebte zu vergessen:

Grosser, M.:

„Wer glaubt, nun sei es vorbei, der irrt. Ich werde nach Hause gehen, mich schlafen legen, und dann werde ich im Traum noch einmal das Ganze erleben. Ich werde diesen Toten sehen, der erst sein eigenes, dann das Gesicht eines mir nahestehenden Menschen und schließlich mein Gesicht tragen wird. Alles Verdrängte, Verschluckte, ein Hexenkessel voller Gefühle wird aufbrechen. Sie werden ihr grausames Spiel mit mir treiben – ungehindert, ungebremst, sich austoben bis zum Exzess. Erst danach wird diese Entnahme für mich vorbei sein."[25]

Eineinhalb Jahre nach dem Ausscheiden aus dem OP wurde mir im Rahmen meiner Interviews ein Alptraum geschildert. Die Pflegekraft wachte nachts *„schweißgebadet" auf:*

„Ich habe davon geträumt, daß die Patienten noch gar nicht tot sind. Daß die denn, nachdem die Organe entnommen worden sind wieder... (Abbruch sehr abrupt)
Zum Beispiel der eine Traum war, daß der Patient dann wieder sich hingesetzt hat auf ... auf den OP-Tisch und uns allen die Zunge rausgesteckt hat. So'n Traum hatte ich. Also, das war ... irre. Nee, also da hab ich gedacht, nee ...

das ist doch nicht so, ob das so richtig ist das Ganze. Weil vorher denkt man nicht so darüber nach, würde ich sagen. Aber, wenn man ... denn nachher schon Alpträume hat."

Spezielle Belastungen des Pflegepersonals und Schutz der Pflegekräfte und der Mitarbeiter in der Transplantationsmedizin

Die Pflege wird leider in den Anträgen der Abgeordneten Dreßler u. a. (Drucksache 13/4368) und der Abgeordneten Dr. Wodarg u. a. (Drucksache 13/4114) nicht berücksichtigt, obwohl die Stellungnahmen des Deutschen Berufsverbandes für Pflegeberufe (DBfK), der Arbeitsgemeinschaft Deutscher Schwesternverbände e. V. (ADS) und von mir bei der öffentlichen Anhörung vor dem Gesundheitsausschuß und dem Rechtsausschuß des Deutschen Bundestages am 28. Juni 1995 gezeigt haben, daß das Pflegepersonal – eine der größten, wenn nicht gar die größte Berufsgruppe, die an Organentnahmen bzw. -implantationen beteiligt ist – durch die Mitarbeit in der Transplantationsmedizin in schwerste Konflikte geraten kann und immer psychisch belastet wird.

Der Anspruch der Krankenpflege auf *„ganzheitliche"* Betrachtung des Menschen erfordert es, daß der für „hirntot" erklärte Mensch als lebendiger Mensch und nicht als Leiche anzusehen ist und einer Sterbebegleitung bedarf. In Zusammenhang mit dem Thema Sterbebegleitung wird von Pflegewissenschaftlern gefordert, daß *„sich die Pflege (mehr noch als die Medizin) auf ein Ganzheitsverstehen besinnen (muß), wie es ihrer Tradition entspricht."*[26] L. JUCHLI beschreibt diese „Ganzheit" des Menschen als *„Leib-Seele-Geist-Ganzheit und -Einheit."*[27] Sie fordert, daß *„diese im letzten unteilbare Ganzheit ... bei allen Beschreibungen des Menschen (...) zu berücksichtigen (ist)."*[28]

Diese Beschreibung der *„unteilbaren Ganzheit"* widerspricht der „Hirntoddefinition" und dem praktischen Vorgehen während der Organentnahme. Der Deutsche Berufsverband für Pflegeberufe (DBfK) e. V. versteht den Begriff „Hirntod" als ein *„Kunstwort"* [29] und betrachtet einen „hirntoten" Menschen als Sterbenden.[30] Der „ganzheitliche" Anspruch wird auch in dieser Äußerung deutlich. Für die sogenannte „Spenderkonditionierung" auf der Intensivstation trifft zu, daß *„sich pflegerische Schwerpunkte grundlegend (ändern): weg von der ganzheitlichen Pflege des Patienten hin zu einer reinen Überwachung der Vitalfunktionen..."*.[31] Für die Organentnahmen trifft dies ebenfalls zu, da der Eingriff in den Körper eines Organspenders von der ganzheitlichen Pflege wegführt. Dies zeigt deutlich, daß die Mitarbeit in der Transplantationsmedizin tief in den Berufsethos der Krankenpflege eingreift.

Pflegekräfte müssen den psychischen „Spagat" hinbekommen, ihre Arbeit nicht mehr für den vor ihnen liegenden Menschen zu vollziehen, sondern für einen Organempfänger, den sie nicht kennen und von dem sie in den meisten Fällen keine Rückmeldung erhalten.

Umgang mit Pflegekräften und sogenannten „Kritikern" der „Hirntoddefinition"

Ich bekam massive Schwierigkeiten mit dem Transplantationszentrum in Hamburg, nachdem ich auf verschiedenen Veranstaltungen öffentlich aufgetreten bin und ein Vortrag von mir in einer Pflegezeitschrift abgedruckt wurde.[32] Dies wurde zum Anlaß genommen, um meine Diplomarbeit zu beeinflussen bzw. zu versuchen, diese zu verhindern.

Was geschah?

Führende Professoren der Hamburger Universitätsklinik (Prof. Broelsch, Prof. Schulte am Esch und Prof. Leichtweiß) wandten sich an meinen Betreuer, Prof. Schmale. Mir wurde durch Prof. Schmale übermittelt, daß ich mit Pflegekräften aus der Uniklinik in Hamburg keine Interviews weiterführen dürfte. Die Mitarbeit und Unterstützung der Universitätsklinik Eppendorf (UKE) wurde widerrufen. In der Durchführung meiner Diplomarbeit, die zu diesem Zeitpunkt inhaltlich niemand kannte, konnte Prof. Broelsch *„nicht die Mindestform einer Qualität, geschweige denn eines halbwegs wissenschaftlichen Sinns erkennen. Die Person des Herrn Rotondo ist [...] in keinster Weise kompetent, eine Untersuchung dieser Art in irgendeiner sachlichen, analytischen oder auch halbwegs objektiven Form durchzuführen."*

Und Prof. Schult am Esch machte deutlich, worauf es ihm ankam. Er konnte sich eine erfolgreiche Durchführung dieses Themas nur durch einen *„sachlich und emotionsarm denkenden und arbeitenden Diplomanden"* vorstellen. Dies mußten mein Betreuer und ich als Versuch einer Verhinderung meiner Arbeit werten. Wir beschlossen, daß ich mich aus der Öffentlichkeitsarbeit zurückziehe, damit ich meine Diplomarbeit zu Ende bringen konnte. Ich sagte zwei geplante Zeitungsartikel, eine Einladung zu einer Fernsehsendung sowie einen Vortrag auf einer von mir konzipierten und organisierten Tagung ab.

Auch diese Tagung wurde beeinflußt. Das Thema lautete: *„Hirntod – Transplantation, Aspekte, Fragen und Probleme aus pflegerischer Sicht"* und fand im Landesseminar für Krankenpflege (LSK) in Kiel im September 1995 statt. Als Veranstalter der Tagung war nicht nur das LSK verantwortlich, sondern auch sechs DRK-Schwesternschaften aus dem norddeutschen Raum.

Die Durchführung der Veranstaltung wurde dann jedoch erschwert, indem auf verschiedene Weise versucht wurde, die Tagung zu beeinflussen. Beim zuständigen Bildungsministerium wurde interveniert, um die Anerkennung nach dem Bildungsfreistellungsgesetz für die o. g. Veranstaltung zu verhindern. Eine Beschwerde, von der die Organisatoren der Tagung erfuhren, ging von Prof. Haverich vom Transplantationszentrum Kiel aus.[33] Diese Einflußnahmen führten dazu, daß die Leiterin der Tagung (Referentin im Gesundheitsministerium) sich genötigt fühlte zu reagieren. Der Austausch von Pflegekräften und anderen am Thema interessierten Menschen sowie die Berichterstattung in der Öffentlichkeit und in Fachzeitschriften wurden massiv beeinträchtigt. Auch der Teilnehmerkreis wurde eingeschränkt und beispielsweise eine politisch (SPD) engagierte Frau aus Kiel, die das Thema auch in ihrer Partei thematisieren wollte, wieder ausgeladen. Die Anwesenheit von Presse- und Medienvertretern wurde ebenfalls ausdrücklich für unerwünscht erklärt, was Pflegezeitschriften mit einschloß. Nach der Tagung wurde den Organisatoren von der Leiterin der Tagung *„jedwede Erwähnung des Landesseminars als Veranstaltungsort in einer nicht (ihr) und der Pressestelle des Ministeriums für Arbeit, Soziales, Jugend und Gesundheit abgestimmten Veröffentlichung"* untersagt, *da* „eine öffentliche Dienststelle in ihrer Öffentlichkeitsarbeit nicht frei ist."

Die Inhalte der Vorträge stimmten weitgehend mit der Stellungnahme des DBfK vor dem Gesundheitsausschuß am 28. 6. 95 überein, in der klar zum Ausdruck kommt, daß die *„pragmatischen Aussagen (der Harvard-Kommission von 1968 zum Hirntod) die gesetzliche Festschreibung der Hirntod-Definition derzeit in einer deutschen Gesetzgebung nicht rechtfertigt." „Unter nochmaligem Hinweis auf das Grundgesetz ist es unseres Erachtens völlig indiskutabel, darüber nachzudenken, inwieweit Angehörige ein Entscheidungsrecht über die Organentnahme des Verstorbenen erhalten."*[34] Völlig unverständlich ist es für mich deshalb, daß diese Haltung nicht öffentlich, sondern nur unter Ausschluß der Medien auf einer Veranstaltung in einem Landesseminar für Krankenpflege thematisiert werden darf und weiterhin durch eine Mitarbeiterin des Gesundheitsministeriums versucht wird, die Berichterstattung im Nachhinein zu zensieren. Die Einflußnahme von Vertretern des Transplantationszentrums Kiel war umso unverständlicher, als die Organisatoren der Tagung an das Transplantationszentrum eine Einladung gerichtet hatten, von Prof. Henne-Bruns und Prof. Haverich aber eine Absage aus persönlichen Gründen erhielten.[35]

Diese Einmischung durch Transplanteure ist kein Einzelfall. Eine Veranstaltung an der Volkshochschule in Essen zum Thema Transplantationsmedizin, die am 10. 10. 1995 stattfand, versuchte Prof. Eigler zu beeinflussen.[36] Die Nichtteilnahme an Veranstaltungen (siehe oben), wenn kritische Stimmen mit eingeladen sind, beeinflußt diese natürlich auch, da der Anschein der Einseitigkeit entsteht oder ganze Veranstaltungen gar nicht erst stattfinden. So haben die Absagen von Prof. Eigler und dem 1997 verstorbenen Prof. Pichlmayr eine geplante *„Konsensuskonferenz"* zwischen Verfechtern des Hirntodkriteriums und sogenannten *„Kritikern"*, die in Tübingen am 20. November 1994 stattfinden sollte, scheitern lassen, da den Organisatoren u. a. *„Pseudokonsensbildung"* vorgeworfen wurde.[37] Auch das Völser-Symposium vom 30. 4.–2. 5. 1993 fiel aus, weil mehrere Referenten absagten, *„nachdem diese Kenntnis von der Teilnahme von Renate Grinert und [Gisela Wuttke] erhalten hatten."*[38]

Aber auch Diffamierungen von Kritikern des Hirntodkriteriums sind nicht selten. Ein Vortrag von mir wurde als *„Goebbels'sche Propaganda"*[39] verunglimpft. Auch *„persönliche Probleme"*[40] werden Kritikern des Hirntodkriteriums als Motiv für ihre Haltung unterstellt. Die Veröffentlichung von J. Hoff & J. In der Schmitten „Wann ist der Mensch tot?" (Rowohlt 1994) wird als *„Außenseiterposition"* von *„Einzelpersonen"* hingestellt, die im „Umgang mit der Sprache [...] *leichtfertig und unseriös* [ist]".[41] Prof. Broelsch vom Transplantationszentrum in Hamburg geht sogar so weit, daß er in einem Brief an eine Pflegekraft feststellt, daß diese *„sich vom Menschensein weiter entfernt"*, weil sie die Entscheidung traf, nicht mehr in der Transplantationsmedizin zu arbeiten.[42]

Ein besonders abschreckendes Beispiel im Umgang mit Kritikern der Hirntoddefinition stellt die Verschickung eines Schweineherzens an Prof. Jörns dar, der vor zwei Jahren auch auf einer Ihrer Jahrestagungen (Anm.: der Gesellschaft für Gesundheitsberatung GGB) einen Vortrag hielt. Das Päckchen wurde unter mißbräuchlicher Nutzung des Namens einer anderen Kritikerin der Hirntoddefinition (und Pflegekraft) zu Weihnachten von Unbekannten verschickt und enthielt die Notiz, *„Viel Spaß bei der Dialyse"*.[43]

Daß Pflegekräfte und Mediziner in einem Transplantationsgesetz eigentlich besonders geschützt werden müßten, machen nicht nur die oben erwähnten Ausführungen deutlich, sondern auch eine Stellungnahme des wissenschaftlichen Beirats der Bundesärztekammer, in der festgestellt wird, daß es *„medizinische Kenner und Anwender der Richtlinien einerseits"* gibt und andererseits die *„nicht-medizinischen Beobachter(n) und Kritiker(n)"*.[44] Damit sind alle Nicht-Mediziner, Angehörigen, Pflegekräfte usw. und auch alle kritisch denkenden Mediziner als Nicht-Kenner eingestuft und ausgegrenzt.

Informations- und Betreuungspflicht

Eine ausgewogene Information über den Hirntod muß Voraussetzung für die Mitarbeit in der Transplantationsmedizin sein und in einem Gesetz festgeschrieben werden. Weiterhin muß eine Betreuung der Mitarbeiter, wie schon erwähnt, selbstverständlich sein, darf nicht interessengeleitet sein und sollte auch in einem Gesetzentwurf festgeschrieben werden, was derzeit nicht der Fall ist.

Die Schulung der Mitarbeiter durch das von Sandoz[45] unterstützte European Donor Hospital Education Programm (EDHEP) halte ich jedoch für verfehlt. Es richtet sich an Ärzte und Pflegekräfte und soll diesen Zielgruppen das Überbringen der „Hirn"-Todesnachricht, den Umgang mit der Trauerreaktion von Angehörigen, aber auch die Bitte um Organspende durch Training und Rollenspiel beibringen.[46]

Natürlich sollten Pflegekräfte darin geschult werden, Angehörige in ihrer Trauer zu begleiten und zu unterstützen. Man sollte jedoch bedenken, daß Pflegekräfte schon bei der *„Spenderkonditionierung"* an einen potentiellen Empfänger denken sollen und den Patienten dann nicht mehr um seinetwillen pflegen würden. Im OP werden die Organentnahmen nicht zum Wohl des Spenders vorgenommen, sondern für einen potentiellen Empfänger. Eine allzu zielstrebige Schulung für den Umgang mit Angehörigen im Hinblick auf eine Einwilligung zur Organspende hätte möglicherweise zur Folge, daß auch die Begleitung in der Trauer nicht mehr nur zum Wohl der Angehörigen geleistet wird, sondern ebenfalls zum Wohle eines potentiellen Empfängers.

Abschließend möchte ich noch erwähnen, daß es für eine Diplomarbeit im Psychologiestudium sehr wichtig ist, die eigene Motivation zu klären, warum man ein bestimmtes Thema wählt. Nur dann ist es möglich, darauf zu achten, daß diese Haltung eine Diplomarbeit nicht unbewußt negativ beeinflußt und das Ergebnis einer Forschung somit wieder offen ist. Vor solch einer Klärung wäre es für mich und meinen Betreuer unmöglich gewesen, mich Interviews mit Pflegekräften führen zu lassen. Diese Klärung der Eigenmotivation des Handelns empfehle ich allen Transplanteuren, die „Hirntote“ als Objekte, als Leichen bezeichnen und aktiv gegen diejenigen vorgehen, die sich nachdenklich und kritisch mit der Transplantationsmedizin befassen.

„Emotionsarm im Denken“ zu sein, zeigt nicht nur den Anspruch eines ärztlichen Direktors an Forschung, sondern erklärt möglicherweise auch das Denken dieses Mediziners, die Umgangsformen mit Organspendern, ihren Angehörigen und Kritikern der Transplantationsmedizin. Dieser Ausdruck läßt darauf schließen, daß die Emotionsarmut im Fühlen sich im emotionsarmen Denken widerspiegelt.

Ich bin sehr froh darüber, nicht emotionsarm im Denken und Fühlen zu sein, und ich wünsche Ihnen, daß Sie sich Ihre Emotionen erhalten.

Anmerkungen

1 Linke, Detlef B., Hirnverpflanzung: Die erste Unsterblichkeit auf Erden. 1. Aufl. März 1993. Reinbek bei Hamburg: Rowohlt, S. 115.
2 Ebd. S. 119
3 Prof. Geisler, I., Ausschußdrucksache 13/114 vom 17. Juni 1995, S. 39.
4 Ebd. S. 72.
5 Dr. Klein, M., Hirntod: Vollständiger und irreversibler Verlust aller Hirnfunktionen? Ethik in der Medizin, Springer-Verlag 1995, 7:6–15.
6 Vgl. Artikel „Hirntot?" In: Die Woche vom 30. Juni 1995, S. 25.
7 Den Begriff habe ich in Anführungszeichen gesetzt, da der „Hirntote" offiziell schon nach erfolgter Hirntoddiagnose als verstorben gilt.
8 Prof. Jonas, H., Technik, Medizin und Ethik. Insel Verlag 1990, S. 221.
9 Schwester Juchli, L., Krankenpflege. Thieme 1991, S. 548.
10 Deutscher Berufsverband für Pflegeberufe (DBfK) e.V. Schriftliche Stellungnahme vom 24. 7. 1995 zum Entwurf eines Transplantationsgesetzes (TPG) vor dem Gesundheitsausschuß des Deutschen Bundestages. Stellungnahmen der Arbeitstgemeinschaft Deutscher Schwesternverbände (ADS) zu den Anhörungen vor dem Gesundheitsausschuß des Deutschen Bundestages am 25. 9. 96 und 9. 10. 96 zum TPG, in der ganz deutlich der TPG-Antrag der Abgeordneten Dr. Wodarg u. a. (Drucksache 13/4114) befürwortet wird, in dem der „Hirntod" nicht mit dem Tod des Menschen gleichgesetzt wird. Der „Hirntote" wird demnach als Sterbender angesehen.
11 vgl.Transplantationsgesetzentwurf der Abgeordneten Dr. Wodarg (SPD) u. a. (Drucksache 13/4114); Transplantationsgesetzentwurf der Abgeordneten M. Knoche (Bündnis 90/Die Grünen) u. a. (Drucksache 13/2926); Gruppenentwurf eines Transplantationsgesetzes der Bundestagsabgeordneten Dr. W. Wodarg, M. Knoche u. a.; Bundesjustizminister E. Schmidt-Jortzig. In: Hamburger Abendblatt, 7. 1. 97, S. 4.
12 Transplantationsgesetzentwurf der Abgeordndeten M. Knoche (Bündnis 90/Die Grünen) u. a. (Drucksache 13/2926, § 10, Abs. 2, S. 4)
13 Hauck, Waltraut; Müller, Frank., Zur Sache: Organspende, Düsseldorf: Zebulon-Verlag 1994, S. 161
14 Weil, C., Ich pflege einen Toten. In: Die Schwester/Der Pfleger, 33. Jg., 3/1994, S. 254
15 Kimbrell, Andrew., Ersatzteillager Mensch: Die Vermarktung des Körpers. Frankfurt am Main; New York: Campus Verlag 1994, S. 36f.
16 Transplantationsgesetzentwurf der Abgeordneten Dr. Wodarg (SPD) u. a. (Drucksache 13/4114, S. 4).
17 Rotondo, R., Belastung und Bewältigung von Pflegekräften in der Transplantationsmedizin. Diplomarbeit im Studiengang Psychologie des Fachbereichs Psychologie der Universität Hamburg. Klassifikation: 428 Krisen, Konflikte, Reaktionen und 890 Spezielle Probleme der angewandten Psychologie. Hamburg, den 28. Juni 1996.
18 Christine Lang, Krankenschwester. In: Hoff, J. & In d. Schmitten, J.: Wann ist der Mensch tot? Organverpflanzung und Hirntodkriterium, Rowohlt 1994, S. 397 ff.

19 Grosser, M. Organentnahmen aus der Sicht einer Krankenschwester im Operationsdienst. In: Striebel, H. W. & Link, J. (Hrsg.): Ich pflege Tote. Die andere Seite der Transplantationsmedizin. Basel; Baunatal: Recom 1991, S. 63.
20 Dorner, R., Auf der Suche nach dem Menschsein. In: Die Schwester/Der Pfleger Melsungen: Bibliomed, 34. Jahrg. 5/1995 S. 381.
21 Grosser, M., Organentnahmen aus der Sicht einer Krankenschwester im Operationsdienst. In: Striebel, H. W. & Link, J. (Hrsg.): Ich pflege Tote. Die andere Seite der Transplantationsmedizin. Basel; Baunatal: Recom 1991, S. 60.
22 Weil, C., Ich pflege einen Toten. In: Die Schwester/Der Pfleger, 33. Jg., 3/1994, S. 253.
23 Jetschmann, D., Erlebnisse einer Anästhesieschwester. In: Striebel, H. W. & Link, J. (Hrsg.): Ich pflege Tote. Die andere Seite der Transplantationsmedizin. Basel; Baunatal: Recom 1991, S. 89.
24 Möller, D., Organexplantation. In: Striebel, H. W. & Link, J. (Hrsg.): Ich pflege Tote. Die andere Seite der Transplantationsmedizin, Basel; Baunatal; Recom 1991, S. 82.
25 Grosser, M., Organentnahmen aus der Sicht einer Krankenschwester im Operationsdienst. In: Striebel, H. W. & Link, J. (Hrsg.): Ich pflege Tote. Die andere Seite der Transplantationsmedizin. Basel: Baunatal: Recom 1991, S. 70f.
26 Rest, F., Sterbebeistand, Sterbegegleitung, Sterbegeleit. Kohlhammer 3. Aufl. 1994, S. 28.
27. Juchli, I., Krankenpflege. Praxis und Theorie der Gesundheitsförderung und Pflege Kranker. Georg Thieme Verlag, 6. Aufl. 1991, S. 27.
28 Ebd. S. 26
29 Deutscher Berufsverband für Pflegeberufe (DBfK) e. V. Schriftliche Stellungnahme zum Entwurf eines Transplantationsgesetzes vor dem Gesundheitsausschuß des Deutschen Bundestages. 24. 7. 1995, S. 4.
30 Ebd. S. 3.
31 Windels-Buhr, D., Organspende und Krankenpflege. Ein Widerspruch? In: Greinert, R. & Wuttke, G. (Hrsg.) Organspende. Kritische Ansichten zur Transplantationsmedizin. Lamuv 1. Aufl. 1991, S. 79.
32 Rotondo, R., Pflegerische Erfahrungen mit der Organtransplantation. In: Die Schwester/Der Pfleger. 34. Jahrg. 5/95, S. 381 ff.
33 Hierüber liegt eine schriftliche Mitteilung von Frau Rehwinkel (Leitung der Tagung) vor, die bei mir auf Anfrage zu erhalten ist.
34 Stellungnahme des DBfK vom 24. 7. 95, S. 5
35 vgl. Rotondo, R., Aufklärung über Transplantation schwergemacht. In: LAZARUS, Anstoß erregen. 14. Jg. Ostern 1996, Lazarus Verlag 1996, S. 34 ff.
36 Schriftliche Aussagen liegen mir vor und sind bei mir zu beziehen.
37 Schriftliche Aussagen liegen mir vor und sind bei mir zu beziehen.
38 Schriftliche Aussagen liegen mir vor und sind bei mir zu beziehen.
39 Prof. Stroh, W., Tagung in der Ev. Akademie in Mühlheim/Ruhr vom 3.–5. Februar 1995 zum Thema „Organtransplantation – Eine Anfrage an

unser Menschsein". Aussage liegt auf Band vor und ist bei mir zu erhalten. (vgl. Die Schwester/Der Pfleger, 34. Jg. 5/1995, S. 381).

40 Frei, U., Organtransplantation in der Krise? Z. Allg. Med. Hippokrates Verlag 1995; 71: S. 686.

41 Prof. Link, J. & Dr. Gramm, H.-J. Ein wissenschaftlicher Beitrag. Berliner Ärzte 4/1995, S. 27.

42 Ein entsprechender Brief liegt mir vor und ist nur mit Absprache der Pflegekraft einzusehen.

43 Schriftliche Aussagen liegen mir vor und sind bei mir zu beziehen.

44 Deutsches Ärzteblatt 90, Heft 44, 5. November 1993 (39) C-1975.

45 Eurotransplant Foundation, Annual Report 1990, S. 17.

46 Grote, T. & Dreikorn, K., Bewährte und neue Wege in der Öffentlichkeitsarbeit zur Verbesserung der Organspendesituation in Deutschland. In: Die Schwester/Der Pfleger. 33. Jg. Oktober 1994, S. 823 ff.

Meine Mutter

Als sie nun aus war, ließ man in Erde sie
Blumen wachsen, Falter gaukeln darüber hin ...
Sie, die Leichte, drückte die Erde kaum
Wieviel Schmerz brauchte es, bis sie so leicht ward.

Bertold Brecht

Welkes Blatt

Jede Blüte will zur Frucht,
jeder Morgen Abend werden.
Ewiges ist nicht auf Erden
als der Wandel, als die Flucht.

Auch der schönste Sommer will
einmal Herbst und Welke spüren.
Halte, Blatt, geduldig still,
wenn der Wind dich will entführen.

Spiel dein Spiel und wehr dich nicht,
laß' es still geschehen.
Laß' vom Winde, der dich bricht,
dich nach Hause wehen.

Hermann Hesse

Wunsch

wunsch
den jedermann teilt
gebet von gebetlosen auch;
daß der tod uns einst treffe
plötzlich und sanft
von einer sekunde zur andern

leichter behender
wie gemsen im fels
wie fische im meer
ließe sich leben
wüßten wir diesen
wunsch uns gewährt

Kurt Marti
Lyriker und Theologe

Elisabeth Wellendorf

Seelische Aspekte der Organtransplantation

„Was uns heute im Gegensatz zu Faust aufregen müßte, ist jedenfalls nicht, daß wir nicht allmächtig oder allwissend, sondern umgekehrt, daß wir im Vergleich zu dem, was wir wissen und herstellen können, uns zu wenig vorstellen und zu wenig fühlen können. Daß wir fühlend kleiner sind als wir selbst."

So bringt der Kulturphilosoph Günther Anders das Dilemma, in dem sich unsere Forschung befindet, auf den Punkt. Ich arbeite an der Medizinischen Hochschule Hannover im Feld der High-Tech-Medizin, die in den letzten 10 Jahren auf den unterschiedlichsten Gebieten sehr große Fortschritte gemacht hat, auch im Bereich der Transplantationsmedizin. Die Operationstechniken haben sich ständig verbessert, so daß zum Beispiel eine Herz-Lungen-Transplantation schon in der halben Zeit möglich ist gegenüber noch vor drei Jahren. Auch auf dem Gebiet der Immunologie gibt es ständig neue Erkenntnisse und Entwicklungen. Der Fortschritt ist aber nur möglich, in dem er sehr gradlinig sein Ziel weiterverfolgt und alles, was ihn aufhalten könnte, zur Seite fegt. Damit man an „lebendfrische" Organe kommt, denn solche werden benötigt, wurde der Tod vorverlegt, indem der Hirntod zum Tod der ganzen Person erklärt wurde. Im Augenblick gibt es sogar Tendenzen, den Herztod als Grenze zu akzeptieren. Der Tod wird also per definitionem festgesetzt, und der Todesprozeß spielt keine Rolle mehr.

Da nicht interessiert, was es für den transplantierten Patienten bedeuten kann, das Organ eines fremden Menschen in sich zu tragen, konnte die Entwicklung auch ungehindert weitergehen. Die Xenotransplantation, der Versuch, Tierorgane auf den Menschen zu übertragen, misslang zwar bisher, weil die Tierorgane sehr schnell abgestoßen wurden, aber die Arbeit daran, z. B. Schweine zu züchten, die Organe haben, deren Zelloberfläche sich der Oberfläche der menschlichen Organe angleichen, geht mit voller Kraft weiter. Ebenso wird die Herstellung künstlicher Organe vorangetrieben.

Der menschliche Organismus ist wie ein Biotop, das heißt ein hochkomplexes System in einem wiederum hochkomplexen Gesellschaftssystem. Selbst wenn wir nur den engen Ausschnitt des Organismus betrachten, ist er doch längst nicht mehr überschaubar, denn jeder Eingriff in das System zeigt vielfache, oft ungeahnte Folgen: Die Unterdrückung des Immunsystems mit Cyclosporin und Cortison z. B. können Nebenwirkungen hervorrufen, die wiederum oft lebensbedrohlich sind, so z. B. das ungesteuerte Wachstum von Pilzen, Bakterien und Viren, die zwar in jedem Körper sind, sich aber unter den Bedingungen der Immunsuppression sprunghaft vermehren und beispielsweise Lungen- und Hirnhautentzündung auslösen können. Alte Tuberkuloseherde können wieder aufflammen, und die Gefahr der Tumorbildung erhöht sich, weil das unterdrückte Immunsystem entartete Zellen nicht mehr früh genug entdecken und ausschwemmen kann. Cortison schädigt auf die Dauer Knochen und Gelenke, Augen und Haut. Das ist nur ein kleiner Blick auf den somatischen Bereich der Transplantation, auf den psychischen und sozialen komme ich später zu sprechen.

Es geht mir nicht darum, die großartigen Leistungen der High-Tech-Medizin abzuwerten. Auf was ich aber aufmerksam machen möchte, ist, daß wir verpflichtet sind, wenn wir Eingriffe am Menschen vornehmen, ihn und uns als einem System zugehörig zu betrachten und nicht zu unser aller Schaden mit dem Kopf durch die Wand zu rennen und nicht nur unsere

Verantwortung zu begrenzen, sondern sogar alles, was uns an Fragen entgegenkommt, wegzuschieben, weil es uns hindert, in der eingeschlagenen Richtung so schnell wie möglich voranzukommen. Dann kann es sein, daß wir den Menschen, um den es uns ja eigentlich geht, nur noch als Mittel zum Zweck oder als Material benutzen.

Auf einer Broschüre, die für Organspende wirbt, sieht man einen Menschen als Puzzle zusammengesetzt. Ein Teilchen fehlt und muß ersetzt werden. Für die Transplantationsmedizin setzt sich die Ganzheit des Menschen aus vielen funktionierenden Teilen zusammen wie bei einem Apparat. Ist ein Teilchen kaputt, kann es ausgewechselt werden. Ist dies gelungen, bedarf es keiner weiteren Fragen. Da man Organe meistens nicht auf dem freien Markt kaufen kann, braucht man einen Spender. Da dieser nicht tot sein darf, denn man braucht lebendfrische Organe, muß der Spender eine spezielle Art von Tod nachweisen, den Tod seines Gehirns. Ein Hirntoter kann nicht mehr sprechen und nicht mehr denken und, wie die Mediziner sagen, nichts mehr fühlen. Von außen gesehen unterscheidet er sich nicht von einem komatösen Menschen. Mit Maschinen unterstützt, können seine Körperfunktionen wie Atmung, Kreislauf, Verdauung, unter Umständen sogar Fortpflanzungsfähigkeiten, aufrecht erhalten werden. Man geht davon aus, daß er nichts mehr wahrnimmt, und trotzdem gibt es Reaktionen, die darauf schließen lassen, daß ein Hirntoter Empfindungen und Wahrnehmungsfähigkeiten hat, womit er auf die Außenwelt reagiert, z. B. Musik, oder die Stimme eines vertrauten Menschen kann den Puls beruhigen, während der Blutdruck vor der Organentnahme massiv ansteigt und plötzliches Aufrichten oder Abwehrbewegungen mit den Händen beobachtet worden sind, weshalb Hirntote inzwischen bei Organentnahme eine Narkose bekommen, was bei Toten nicht notwendig wäre. Es gibt nicht wenige Forscher, die vom Bewußtsein im Rückenmark oder anderen Organen sprechen, bis hin zum Bewußtsein in jeder Zelle des Körpers.

Der Hirntote wird zur „Organbank" gemacht, aus der man sich bedienen kann oder im angelsächsischen Raum zum „human vegetable", und man ist überzeugt, daß man sich „organ waste" nicht erlauben kann, da von einem „gesunden Toten" letztendlich alles brauchbar sei. Der Mensch wird zum verfügbaren Objekt über den Tod hinaus. Der Sterbeprozeß – in allen Kulturen wurde der Tod als solcher und nicht als etwas Abruptes verstanden – wird durch die Hirntoddefinition bedeutungslos. Es gibt Kulturen, wie z. B. im Tibetischen Totenbuch beschrieben, die dem Sterbegeschehen eine Zeit bis zu 40 Tagen einräumen und ihm große Bedeutung für den Verstorbenen beimessen. Diese Zeit ist aber nicht nur für ihn wichtig, sondern ebenso für die Abschiedsrituale der Hinterbliebenen. Gesellschaftlich gesehen durchläuft eine ganze Gruppe wesentliche Reifungsprozesse, die allen dienen.

Bilder und Vorstellungen prägen unser Denken und Handeln. Ich finde es wichtig, welche Bilder vom Menschen in der High-Tech-Medizin entworfen werden, um so wie sie es tut, forschen und handeln zu können. Die Bilder dienen der Vereinfachung und sind Abwehr gegen die Angst und Ohnmachtsgefühle, die einen überkommen können angesichts der verwirrenden Komplexität.

1. Wenn ein Mensch ein Puzzle ist, kann man einfach ein fehlendes Teilchen ersetzen, und alles ist wieder wie vorher. Mit welchen Problemen die Mediziner trotzdem konfrontiert sind, deutete ich an, mit welchen psychischen Folgen ein Transplantierter zu ringen hat, werde ich noch zeigen. Das Bild vom Puzzle oder Apparat ist also heillos simpel und kann fatale Folgen haben.
2. Das Bild von der Organbank oder von „human vegetable" erinnert an einen Markt, wo man sich das holen kann, was man braucht. Ein Hirntoter wird unter dem Gesichtspunkt solcher Nützlichkeit betrachtet.
3. Krankheit ist in diesem Zusammenhang ein Materialschaden, ihr kommt kein persönlicher Sinn mehr zu, deshalb ist sie zu beseitigen.
4. Da der Mensch keine Einheit mehr ist, zu der auch seine

besondere Körperausstattung gehört, reduzieren sich Organe auf ihren Funktionswert. Da ist ein Herz eine Pumpe, eine Niere ein Entwässerungsapparat, eine Leber eine Engiftungsmaschine. Die persönliche Bedeutung, die sich in Sätzen wie: „Ich schenke Dir mein Herz" oder „Dir ist wohl eine Laus über die Leber gelaufen" oder „Das geht mir an die Nieren" niederschlägt, spielt dabei keine Rolle.

Die High-Tech-Medizin verspricht die Transplantation zu emotionalen Dumpingpreisen. Was billig ist, weckt die Gier der Menschen. Die Ideologie der Machbarkeit und des Anrechts auf Erfüllung von Wünschen bei Bedürftigkeit unterstützt die räuberischen Impulse, die jeder Mensch in sich trägt. Bei der Begleitung von Patienten, die auf eine Transplantation warteten oder schon ein Organ bekommen hatten, bin ich diesen Impulsen in Bildern begegnet. Ein Beispiel: Eine 20jährige junge Frau, die ich viele Jahre begleitet hatte, wurde nach einer Herz-Lungen-Transplantation depressiv, weil sie geträumt hatte, sie stürze sich mit spitzen Zähnen in ungeahnter Gier auf den Brustkorb eines anderen Menschen und fresse ihm das Herz heraus. (Bild 1: Kannibalismus) Sie war sehr erschrocken über ihren Traum und erinnerte sich, wie sie vor der Transplantation oft ungeduldig bei Nebel oder Glatteis gehofft hatte, jetzt habe es jemanden erwischt. Sie hatte sich den Tod eines anderen Menschen wünschen müssen, wenn sie leben wollte. Man hatte ihr zwar gesagt, der Tod des Spenders habe nichts mit ihr zu tun, aber in der Tiefe des Unbewußten hängen Wunsch und Wunscherfüllung zusammen, und daher stammte ihr Traumbild.

Das Gefühl, sich unrechtmäßig etwas einverleibt zu haben, drückte eine andere Patientin in folgendem Bild aus. (Bild 2: Schreiender Kopf) Sie hatte geträumt, sie sei in der Umkleidekabine eines Kaufhauses. Als sie ihren Pullover auszog, sah sie in ihrem zu ihrer Überraschung gläsernen Brustkorb, anstelle des Herzens, den schreienden Kopf eines Kindes, das wieder herauswollte. Das Traumbild spricht gegen die mechanische Vorstellung, ein Herz sei nichts weiter als eine Pumpe. Das fremde Herz war für sie zu einem eigenständigen Wesen geworden, das da nicht hineingehörte und nicht bleiben wollte. Probleme verschwinden nicht, wenn man sie nicht beachtet oder für irrational erklärt.

Gewiß ist, daß solche Vorstellungen und durch sie ausgelöste Ängste, Einfluß auf den Körper haben. Unbewußte Schuldgefühle suchen sich nicht selten eine Lösung in Krankheiten, die strafenden Charakter haben und als Selbstheilungsversuch zu verstehen sind. Mit einer Transplantation müssen viele Prozesse durchlaufen werden. Man kann sie als Krise begreifen, in der Angst, Verunsicherung und Neuordnung der Person durchlebt werden müssen, wenn sie zur Chance werden sollen. Alle Menschen, die sich zu einer Transplantation entschließen, tun das aus Not. Eines oder mehrere Organe geben ihre Funktion auf und würden den Tod des Menschen bedeuten, wenn er kein neues Organ bekommen könnte.

Jeder Patient, der in dieser Lage ist, bedarf einer Zeit der Entscheidungsfindung. Da die meisten Menschen sich keine Gedanken über ihren Tod machen, weckt seine Vorstellung fast immer Angst und Schrecken. Wenn der Tod nicht als Alternative zur Verfügung steht neben der Transplantation, so gibt es keine wirkliche Entscheidung. In unserer Gesellschaft ist der Tod tabuisiert. Er wird verteufelt, totgeschwiegen oder in den Medien reißerisch aufgemacht. Das, was er ist, das zu jedem Leben gehörende Ende, darf nicht akzeptiert werden, und doch kann sich der Spannungsbogen des Lebens nur zwischen den beiden Polen Geburt und Tod aufbauen. In vielen Kulturen wurde der Tod als Höhepunkt des Lebens angesehen, als Erlösung und Befreiung in eine andere Wirklichkeit. Entsprechend wurde das Sterben, das als längerer Prozeß angesehen wurde, von einer vertrauten Gemeinschaft begleitet. Der plötzliche Tod galt als Schande.

Viele Menschen, die ich gefragt habe, wünschen sich einen plötzlichen, blinden Tod, weil sie nicht glauben können, daß wesentliche Erfahrungen im Sterbeprozeß möglich werden. Immer haben Menschen sich Bilder vom Tod gemacht. Sie waren erschreckend, entstanden aus Unglück und Schock, durch Kriege und Seuchen. Da erschien er als Sensenmann, der alles niedermähte, als wilder Knochenmann, der in den Tod riß, was er umarmte, egal ob jung oder alt, schön oder häßlich, reich oder arm. Aber er erschien auch als Geliebter, als Engel, als sanfter Bruder. Der Tod in unserer Klinik ist unsichtbar, bildlos, denn er ist ein zu vermeidender Kunstfehler oder ein Feind, dessen Feindschaft gestaltlos ist, wie unsichtbare Strahlen, die Unheil bewirken, aber weder faßbar noch spürbar sind. Deshalb ist er einerseits allgegenwärtig, andererseits jenseits jeglicher Wahrnehmung. Der Tod muß unauffällig sein. Ein Toter wird geräuschlos und schnell entfernt. Eine kleine Patientin fragte einmal verstört: „Ich weiß genau, im Zimmer nebenan ist in der Nacht ein Kind gestorben, aber heute sagt keiner etwas davon, nichts ist zu merken. Alle scherzen wie immer. Werden sie's mit mir genauso machen: gestorben, vergessen, ex und hopp?" Sie spürte sehr genau die Abwertung des Todes, die hinter der Vertuschung steckt. Ein solcher vertuschter Tod macht Angst. Ich sehe es als meine Aufgabe, Raum zu schaffen für die Bilder des Todes, damit er seinen Schrecken verlieren kann, selbst wenn man durch Bilder des Schreckens hindurch muß, denn wie anders könnte er zur Alternative werden.

Die Bilder des Todes sind durch die jeweilige Sozialisation geprägt, aber darunter gibt es andere, ältere. Eine 15jährige Patientin schenkte mir drei Monate vor ihrem Tod ein Bild, auf dem sich zwei Welten verbanden, die ihres Lebens und die, die sie sich nach dem Tod vorstellte. Das Bild brachte ihr Gelassenheit und Ruhe und war der Anfang ihres Sterbeprozesses. (Bild 3: Prinzessin auf Wolkenschloß) Zuvor hatte sie den hoffnungslosen Kampf der Medizin gegen ihre Krankheit erlebt, und der Tod war ihr in entsprechenden Bildern erschienen, wie diesem, das ursprünglich eine Prinzessin in einem Wolkenschloß darstellte. Es war Ausdruck ihrer Entfernung von anderen Menschen, wohl aber auch der Versuch einer Aufwertung ihrer Person, weil sie sich mit der Prinzessin so weit weg von der Erde identifizierte. Alle Freunde und sogar ein Teil ihrer Familie hatte sich von dem todkranken Mädchen zurückgezogen. Ganz zart mit Buntstiften war das Bild gemalt. Als die Verzweiflung über ihre Einsamkeit durchbrach, umrandete sie alles mit schwarzem Filzschreiber, und die Wolke wurde zu einem Atompilz, der alles zerstörte. Nach dieser Krise, die eine ganze Woche dauerte, in der sie weder malen noch sprechen konnte, sondern mich nur festhielt, war sie eines Morgens wie verändert. Sie fing an, mir schöne Erlebnisse zu erzählen aus ihrer Kindheit bis hin zur letzten Zeit, und uns beiden kam ihr kurzes Leben reich vor. Vier Wochen arbeitete sie an dem Bild, das sie mir dann Weihnachten, drei Monate vor ihrem Tod, schenkte.

Es ist ein Lebens- und Todesbild. Man sieht darauf einen großen Garten in leuchtenden Farben. (Bild 4: Lebens-Todesbild) Im oberen Drittel des Bildes in der Horizontalen ist eine Grenze, ein dichter Zaun aus Streichhölzern. In diesen Zaun ist ein Haus integriert, dessen Tür geschlossen ist. Silberne Gardinen sowie eine silberne Blume weisen auf eine andere Dimension hin. Ein großer Baum mit bunten Blättern ist auch mit den goldenen und silbernen Deckeln ihrer Medikamentenfläschchen besetzt. Er gehört sowohl zu der Welt vor dem Zaun sowie zu der dahinter. Im vorderen Teil sind lauter kleine Gegenstände aufgeklebt, die ihr Leben repräsentieren. Da gibt es ihre und meine Katze, ein Eisschirmchen vom letzten Eis im Sommer, bemalte Steine von früheren Reisen auf dem Weg, der zum Haus führt, Steinchen vom Balkon ihrer Lieblingstante, ein Holzhäschen von der geliebten, verstorbenen Großmutter usw. Hinter dem Zaun sind Büsche aus getrockneten Pflanzen vom Grab ihrer Urgroßmutter zu sehen.

Das Bild mit unendlicher Liebe und Mühe in ihren letzten Lebenswochen gemacht, ist so schön und farbenfroh, daß es wohl niemand mit dem dahinsiechenden Kind in Verbindung gebracht hätte. Es war ihre Vision des Todes als eines schönen Gartens, die ihr zur Gewißheit geworden war, indem sie die beiden Welten, die ihres Lebens hier und des Lebens danach, miteinander verband, wenn sie durch die Tür ihres Lebenshauses geschritten war. Sie hatte sich gegen die Transplantation entschlossen, weil ihr der Tod zu einer attraktiven Alternative geworden war.

Wenn die Transplantation als Alternative gewählt wird, sind auch in ihr viele Prozesse zu durchlaufen. Ich habe herausgefunden, daß es nicht ausreicht, aus Angst vor dem Tod die Transplantation zu wählen, weil man dann von den Anforderungen überrollt wird. Die Transplantation ist mit zwei Dingen verbunden:

1. Sie beinhaltet den Tod des kranken Organs und das heißt, den partiellen Tod des Empfängers.
2. Sie beinhaltet ein großes Geschenk, das Organgeschenk des Spenders.

Als ich einen transplantationswilligen Patienten fragte, wie es ihm damit ginge, sein Herz zu verlieren, sagte er: „Das macht mir nichts, es ist sowieso Schrott!". Ich bat ihn, das Herz zu malen. (Bild 5: Herz) Mit rotem Stift umrandete er eine Herzform und beschmierte sie mit brauner Farbe, dann schob er mir das Blatt achtlos herüber. Plötzlich kam Trauer in sein Gesicht, er nahm das Blatt zurück und sagte betroffen: „Aber es ist ja mein armseliges Herz, das so lange versucht hat, seinen Dienst in mir zu tun". Er verspürte Dankbarkeit und Trauer, weil ihm auf einmal sein Wert bewußt geworden war. Er kannte dieses Herz, das ihm zu schaffen machte, besser als alle anderen Organe. Er war tief durch sein krankes Herz geprägt.

Es genügt nicht, das kranke Organ bei einer Transplantation herauszunehmen und ein neues hineinzusetzen. Es bedarf einer Entsprechung im seelischen Bereich: Ohne Abschied und Trauerprozeß entsteht kein wirklicher Raum für das neue Organ.

Der Fähigkeit, etwas loszulassen und damit Raum zu schaffen, entspricht die Fähigkeit, ein Geschenk anzunehmen. Man sollte meinen, nichts sei einfacher als das. Das dachte auch ein junger Mann, den ich fragte, wie er nähme. Erst als er ein Bild zum Thema gemalt hatte, wurde ihm eine andere Seite bewußt. (Bild 6: Männchen mit Ball) Auf seiner Zeichnung ist ein dünnes Männchen zu sehen, daß von einem großen runden Paket in den Abgrund gezogen wird. Der chronisch kranke junge Mann war sein Leben lang auf Hilfe anderer angewiesen gewesen. Er hatte viel nehmen müssen, und weil das sein Selbstwertgefühl belastet hatte, hatte er zwar genommen, aber nicht wahrgenommen, was er bekam. So mußte er nicht danken, aber er konnte sich auch nicht freuen. Es belastete ihn sehr, immer der Nehmende sein zu müssen. Niemand hatte ihm gesagt, daß man mit Dankbarkeit und Freude zurückzahlen kann und daß ein Empfangender zugleich den Geber ermöglicht.

Das mechanische Bild der High-Tech-Medizin banalisiert dieses Geschehen zum Reparaturprozeß. Da das Organgeschenk zu etwas wird, was einem zusteht, verliert es den Zauber, der Geschenken anhaftet, mit dem der Beschenkte sich auch wandeln kann. Der Charakter des Zwischenmenschlichen ist ihm genommen. Kein Empfänger erfährt etwas über seinen Spender. Dafür mag es gute Gründe geben, aber wohin soll die Dankbarkeit gehen?

Weniger in der Zeit der Not vor der Transplantation, aber immer danach wird es wichtig, aus was für einer Haltung heraus das Organgeschenk gegeben wurde. Es beschäftigt die Transplantierten, was für ein Mensch der Spender war, ob das ungewohnte Gefühl der Empfindungslosigkeit, das sie manchmal erleben nach der Transplantation, vielleicht davon käme, daß der Spender ein „hartes Herz" weitergegeben habe. Oder die Frage, ob eine Frau mit einem Männerherzen noch als Frau lieben könne. Die Freiwilligkeit der Spende spielt eine große Rolle nach der Transplantation, sonst entstehen leicht Schuldgefühle und Vorstellungen, man habe sie sich unrechtmäßig angeeignet, wie in den schon gezeigten Traumbildern vom Menschen, der sich auf den Brustkorb eines anderen stürzt und ihm mit spitzen Zähnen das Herz aus der Brust frißt, oder der schreiende Kopf eines Kindes im gläsernen Brustkorb anstelle des Herzens, das wieder heraus will. Billige

Werbung bei Veranstaltungen auf Marktplätzen oder in den Medien, die Organspende zu Bringeschuld verkommen läßt und Menschen durch mangelnde Aufklärung austrickst, schafft letztlich schlechte Geschenke, unter denen die Empfänger leiden. Wir alle wissen, daß die geschenkte Sache nur eine Seite des Geschenks ist, aber die innere Haltung, aus der es gegeben wurde, erst seinen Wert ausmacht.

Ein neues Organ muß integriert werden. Das geht nur, wenn der transplantierte Mensch mit ihm eine neue Identität entwickelt. Die Vorstellung, daß es keine freie Gabe war oder der Spender vielleicht ein schlechter Mensch gewesen sei, können es erschweren, das Geschenk wirklich anzunehmen. Fragen nach der Identität tauchen auf. (Bild 7: Mädchenselbstbild) Eine Patientin malte nach der Transplantation ein Selbstbild, das sie als junges Mädchen mit schlaff herunterhängenden Armen zeigte und mit nackten Füßen, die keinen richtigen Boden unter sich haben. Hilflos schwebt sie in der Luft, mit einem kurzen Hemd bekleidet, das blutverschmiert ist an der Stelle des Herzens, so als müsse für alle sichtbar sein, daß sie ein neues Herz bekommen habe. Die dunklen Augen schauen angstvoll in die Ferne, als sei sie nicht bei sich zu Hause und traue sich nicht, in ihrem Körper zu leben. Sie hatte massive Abstoßungstendenzen entwickelt gegen das fremde Organ. Erst nach längerer psychotherapeutischer Arbeit gelang es ihr, sich von dieser Vorstellung freizumachen. Sie beschäftigte sich sehr mit dem Spender und entwickelte eine intensive Beziehung zu ihm in ihrer Phantasie. Lange hatte sie sich mit der Vorstellung herumgeschlagen, der Spender habe seine Organe nicht freiwillig gegeben. (Bild 8: Spender im Baum) Ein Traum zeigte dann eine Wandlung ihrer Vorstellung an. Sie sah sich unter einem Baum sitzen, als sie von einem tiefen Gefühl, nicht allein zu sein, durchströmt wurde. Sie hatte sich sehr oft in ihrem Leben einsam gefühlt. Der Spender, den sie über sich im Geäst des Baumes sah, schien ihr so vertraut und verbunden wie ein Zwillingsbruder. Mit dem Traum hörte die Abstoßungsreaktion auf. Sie beruhigte sich und entwickelte eine Zwillingsidentität, die sie behielt, solange sie lebte. Diese

Zwillingsidentität gab ihr ein sicheres Gefühl. In tiefer Verbundenheit lebte sie durch den Spender, und er lebte durch sie. Das war nur möglich, weil sie glauben konnte, das Organ sei ein freies Geschenk des Spenders an sie gewesen.

Ein neues Organ ist ein Fremdkörper, und der eigene Körper reagiert mit Abstoßung, wenn sie nicht unterdrückt wird. Warum sollte die Seele sich anders verhalten? Jeder Mensch ist in seiner Identität von seinem Körper mitgeprägt. Normalerweise ist uns das nicht so bewußt. Wir reagieren aber mit Irritation und Erschrecken darauf, wenn etwas sich verändert, z. B. Extrasystolen des Herzens, zu hoher Blutdruck, ein gezogener Zahn usw. Lauter vielleicht harmlose Veränderungen, trotzdem können sie das Identitätsgefühl beeinflussen. Vielleicht kann man den Körper mit seinen Organen mit einer Familie vergleichen. Stirbt ein Mitglied aus dem vertrauten Verband, so entsteht eine nachhaltige Veränderung im System, auch wenn der freie Platz z. B. durch ein neues Kind besetzt wird. Familiensysteme, die dies verleugnen, werden krank. Sie erstarren, wenn sie am Alten festhalten. Die Verleugnung des Todes und des Fremden ist zunächst normal. Beides zu akzeptieren ist ein Prozeß.

Im Bild einer Patientin zeigt sich dies veränderte Körpererleben deutlich. (Bild 9: Kloß im Bauch) Sie malte sich in verschiedenen Farben, die sie den unterschiedlichen Körpergefühlen, wie Wärme und Kälte, Empfindsamkeit, Empfindungslosigkeit, Schwere und Leichtigkeit zuordnete. In der Mitte sitzt das fremde Organ wie ein Kloß, der die Aufmerksamkeit der jungen Frau aufsaugt. Sie ist gesichtslos geworden. Die grüne Farbe, die das Gesicht statt dessen ausfüllt, ist der Ausdruck eines permanenten Unwohlseins. Von außen ging es dieser jungen Frau gut, sie lachte fast immer, stürzte sich von einer Aktivität in die andere. Sie hatte das Gefühl, ganz viel nachholen zu müssen. Wegen ihrer inneren Getriebenheit rauschte sie am Leben vorbei. Ich hatte sie gebeten, im Sessel zu sitzen und ihren Körper wahrzunehmen. Erst in diesem Augenblick wurde ihr bewußt, wie das fremde Organ, mit dem sie sich nicht beschäftigen wollte, ihr Körpergefühl und damit ihre Identität verändert hatte. Das hektische Leben war wie eine Sucht, mit der sie ihre Ängste zu unterdrücken suchte.

Im Rahmen einer Podiumsdiskussion meldeten sich Patienten, die transplantiert worden waren, und bestanden sehr vehement darauf, keinerlei Veränderung an sich wahrgenommen zu haben. Sie erlebten das, was ich gesagt hatte, wie einen Vorwurf oder eine Abwertung. Sie waren geprägt von den Vorstellungen der High-Tech-Medizin: Der Mensch ist ein Apparat, das Wichtigste ist, daß er auf allen Ebenen funktioniert, das Organ ist ein Ersatzteil und kann ersetzt werden, wenn es kaputt ist. Reibungslosigkeit scheint ein Wert an sich zu sein, innerhalb des Körpers sowie auch gesellschaftlich gesehen. Krisen und Krankheiten sind etwas, was man beseitigen muß und nicht Zeiten, in denen zwar alles Vertraute durcheinandergeworfen wird, in denen aber auch Richtungsänderungen möglich werden, wenn die Bereitschaft da ist, innezuhalten, und das, was da durcheinandergeraten ist, zu sichten und sich neu fügen zu lassen.

Identität verstehe ich nicht als etwas, was jeder hat, sondern als etwas, was sich immer wieder neu herstellt im Leben.

Krisen können die Identität verändern, darin liegt grundsätzlich ihre Chance. Man kann die Transplantation als eine solche Krise verstehen, durch die Menschen, die sich dafür entscheiden, hindurchgehen müssen. Es ist eine Chance, wenn sie und ihre Begleiter sich das klarmachen, denn sie haben viel zu überstehen.

Ich fasse noch einmal zusammen: Sie müssen sich von ihrem eigenen hochbesetzten kranken Organ trennen und eine Art partiellen Tod erleiden, daß nicht nur körperlich, sondern auch seelisch Platz für das neue Organ geschaffen wird.

Sie müssen das neue Organ als Geschenk annehmen und es in ihren Körper integrieren. Dazu bedarf es einer Auseinandersetzung mit dem Spender.

Sie müssen riskieren, alles auf die falsche Karte gesetzt zu haben, wenn sie kein Organ bekommen und um den Sterbeprozeß betrogen zu sein.

Sie müssen die Transplantation ertragen sowie die Zeit danach. Das Leben zwischen Apparaten unter ständiger Kontrolle können Zeiten der Angst und Isolation sein, wo man das Gefühl hat, sich aufzulösen.

Normalerweise sind wir stark mit unserer Körperoberfläche identifiziert, unsere Haut ist nicht nur Grenze zur Außenwelt, sie umschreibt auch unsere Gestalt. Bei einem transplantierten Patienten auf der Intensivstation ist diese Körperoberfläche vielfach durchbrochen durch Katheder und Schläuche, und das normalerweise unsichtbare Innere wird sichtbar gemacht auf Bildern und Kurven der Monitore. Was über Wochen interessiert, ist nicht mehr der Mensch mit seinen Eigenschaften, seinem Lächeln, seinem Tonfall, seinen Hoffnungen, seinen Interessen, sondern es sind die kontrollierten Werte. Sind sie gut, ist das Wesen, was da liegt, von positiver Bedeutung. Sind sie schlecht, so droht es die Erfolgsstatistik zu verderben.

Ein Faktum, von dem normalerweise nicht gesprochen wird, ist, daß manche notwendigen Medikamente als Nebenwirkung psychotische Zustände hervorrufen können. (Bild 10: Apparatemensch) Eine meiner Patientinnen malte dieses Bild, in dem sie sich wie aufgelöst zwischen den Apparaten fühlt. Es schien ihr so, als kippten die Wände und die Apparate in sie hinein. Lange hatte sie sich nicht getraut, davon zu sprechen. Darin war sie keine Ausnahme. Körperlich nicht intakte Menschen erleben es oft als zusätzlichen Makel, wenn sie seelische Probleme haben und behalten sie nicht selten bei sich, was natürlich mit einer zusätzlichen Belastung verbunden ist. Auch wenn sie zu denen gehörten, die das „Glück" hatten, ein Organ zu bekommen und wenn sie die Transplantation und die Zeit danach überstanden haben, kommen auf sie nun Forderungen von der Gesellschaft zu, auf die sie nicht vorbereitet sind. Die Vorstellung, daß ein chronisch kranker Mensch durch eine Transplantation von heute auf morgen wie jeder andere ist, ist genauso, als wollte man

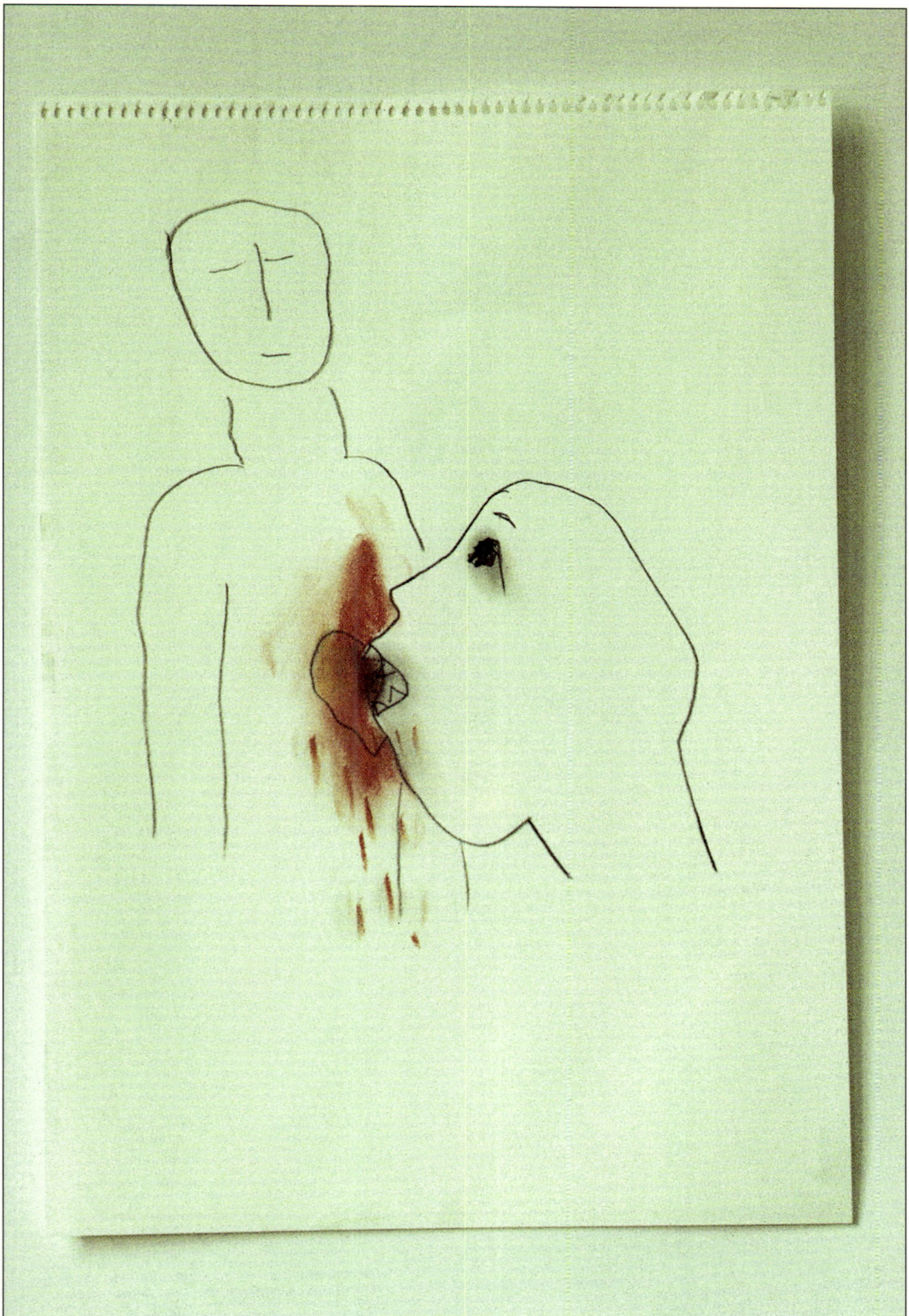

Bild 1: Kannibalismus

Tafel 2

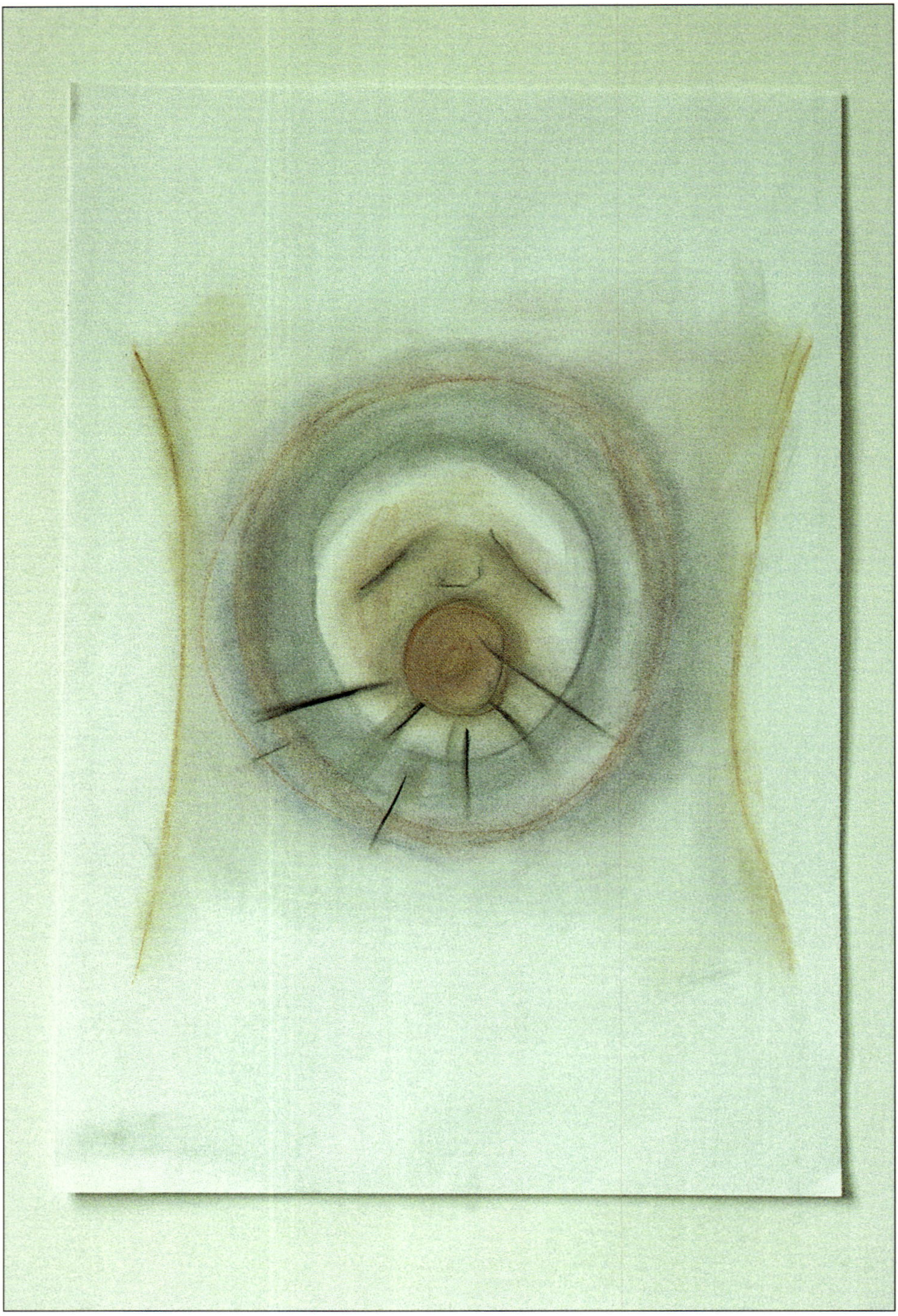

Bild 2: Schreiender Kopf

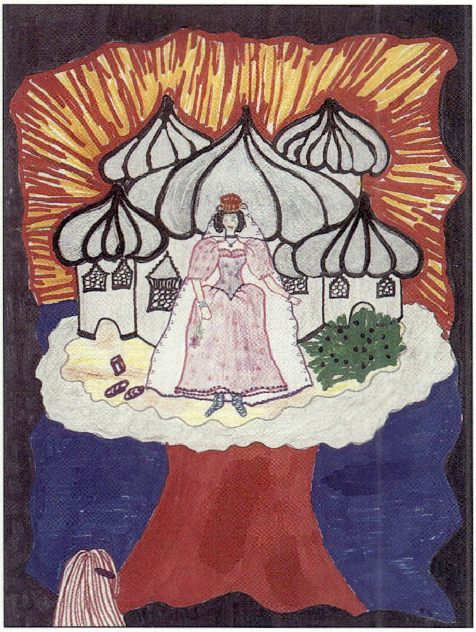

Bild 3: Prinzessin auf Wolkenschloß

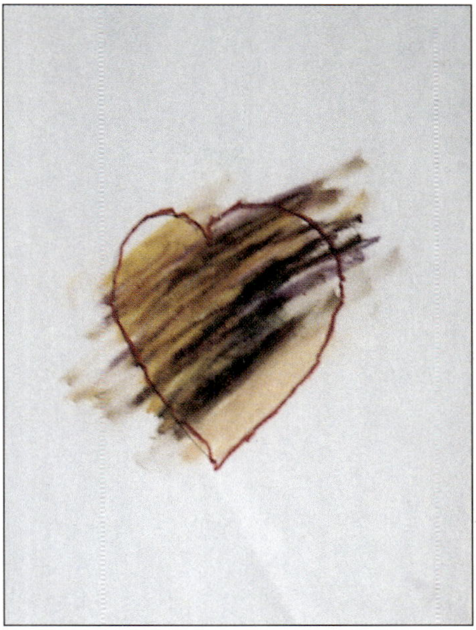

Bild 5: Herz

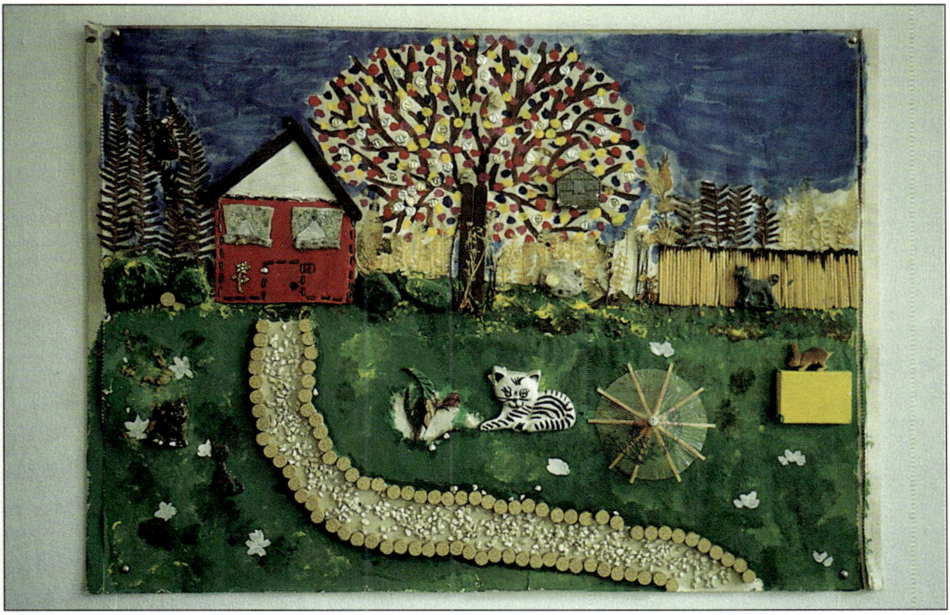

Bild 4: Lebens- Todesbild

Tafel 4

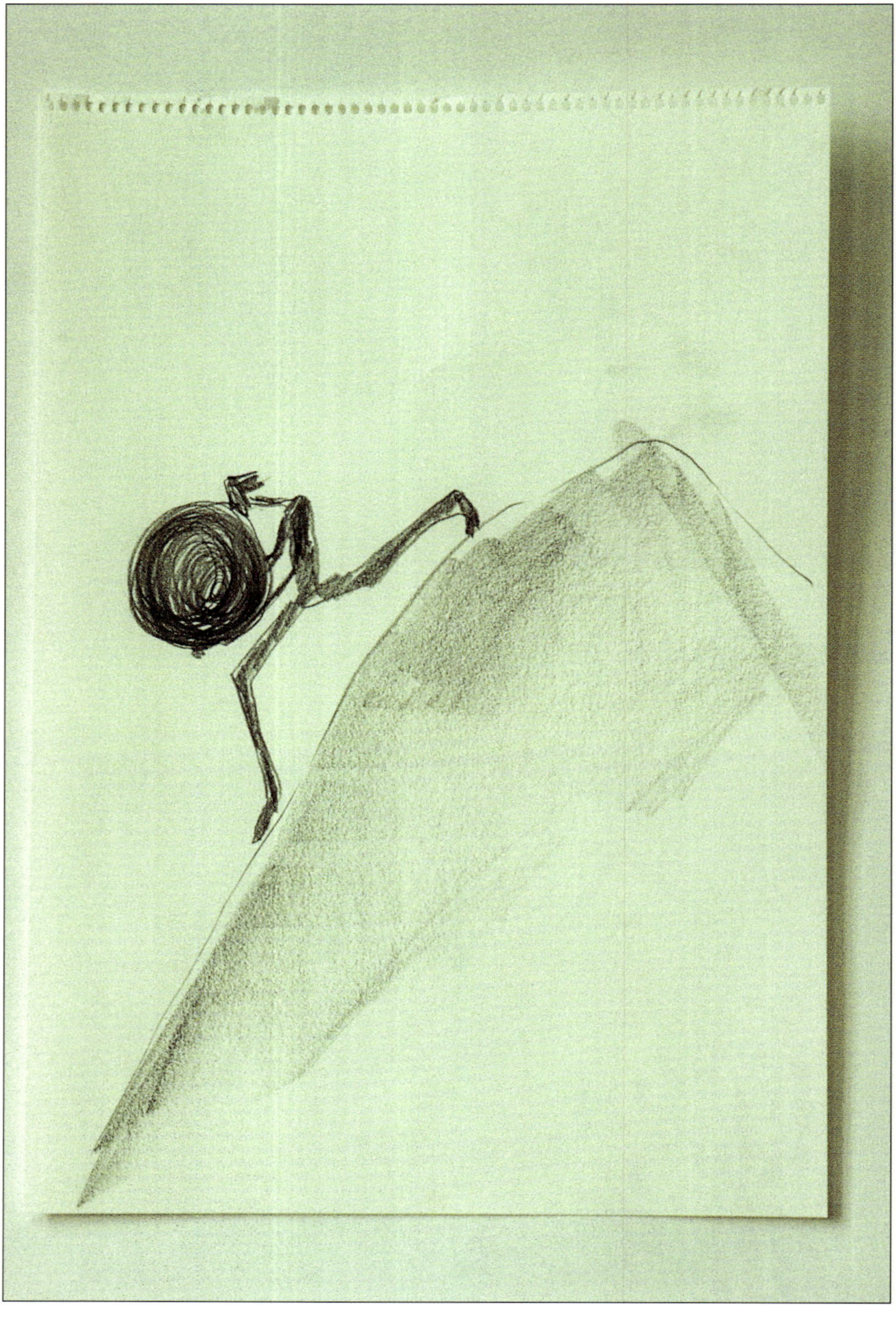

Bild 6: Männchen mit Ball

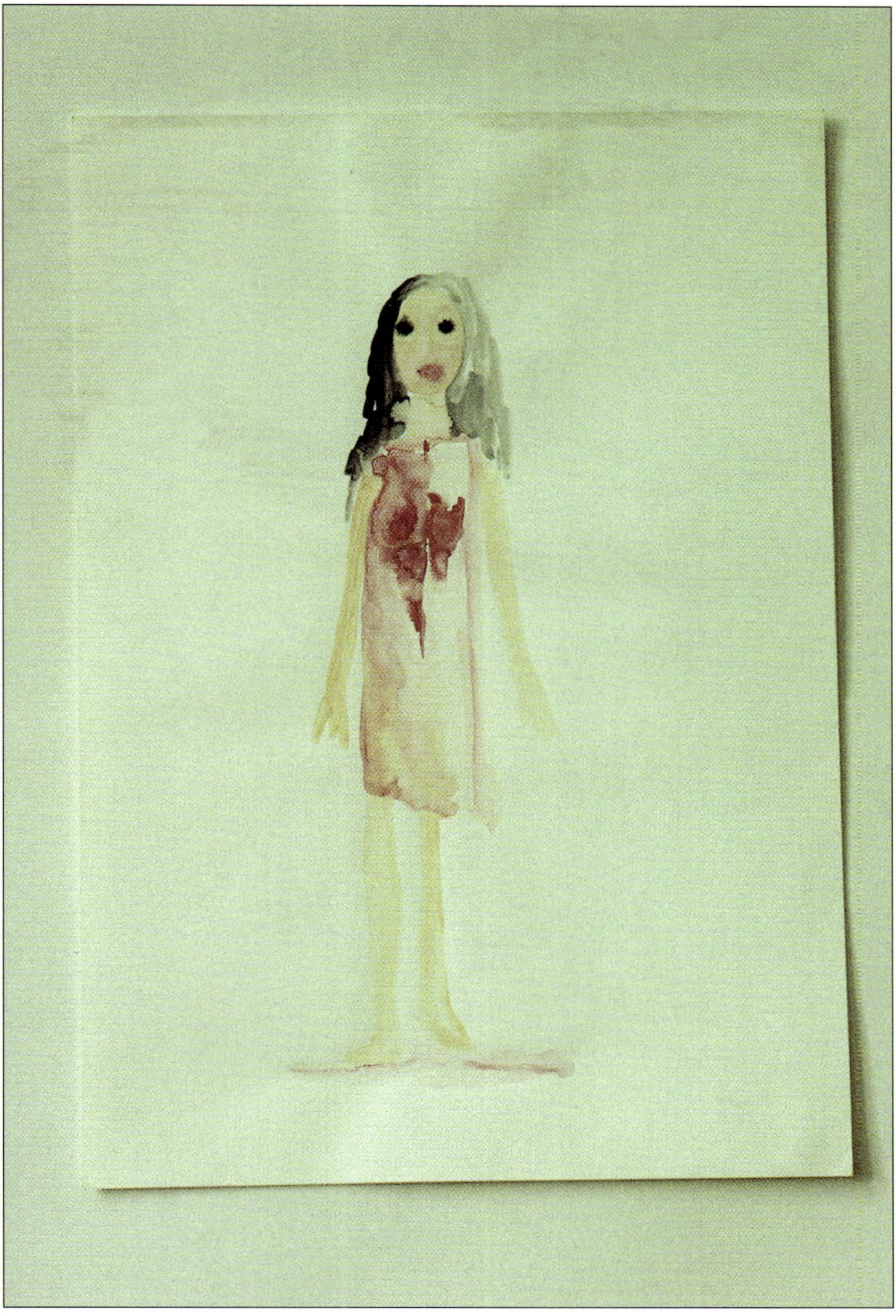

Bild 7: Mädchenselbstbild

Tafel 6

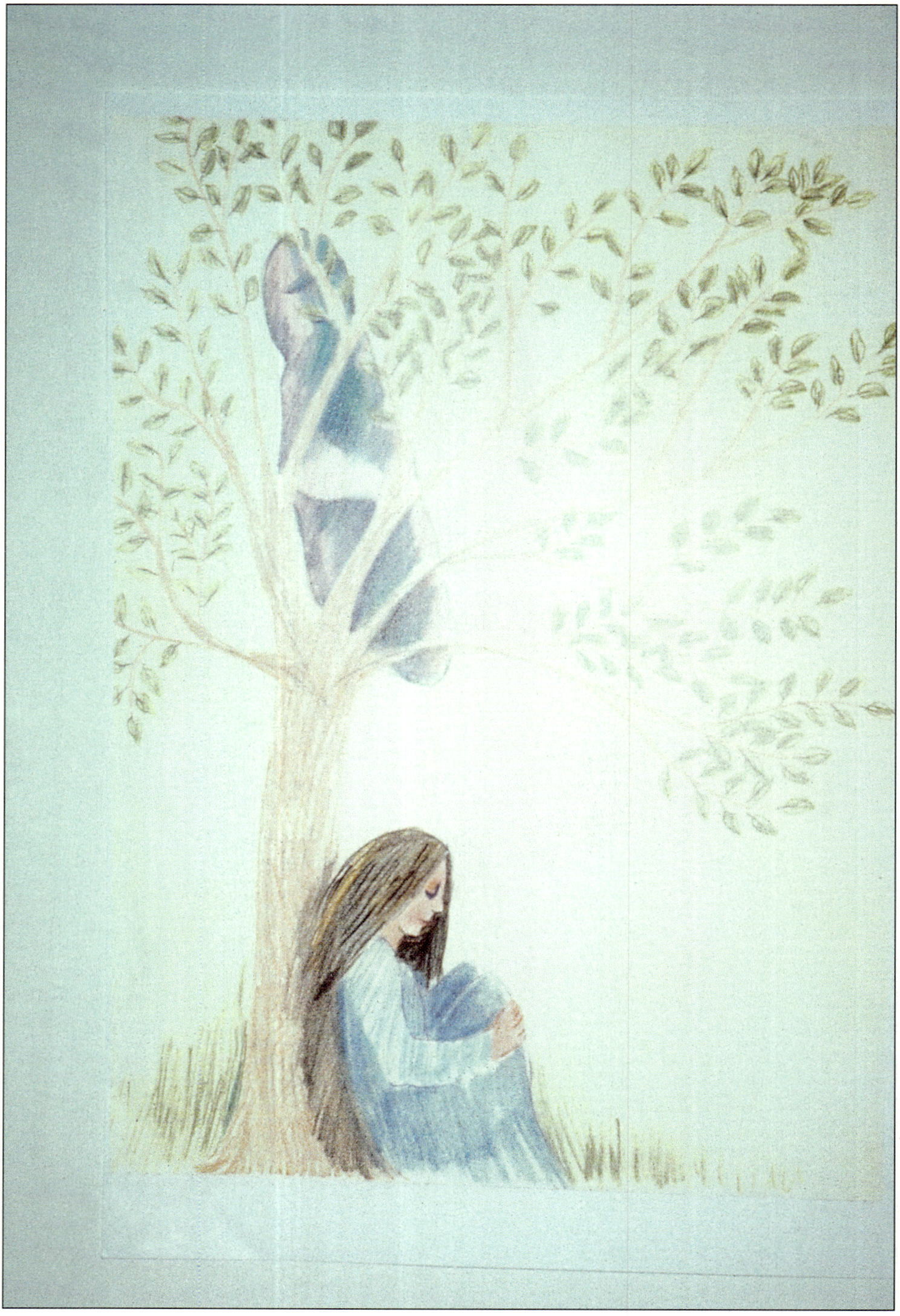

Bild 8: Spender im Baum

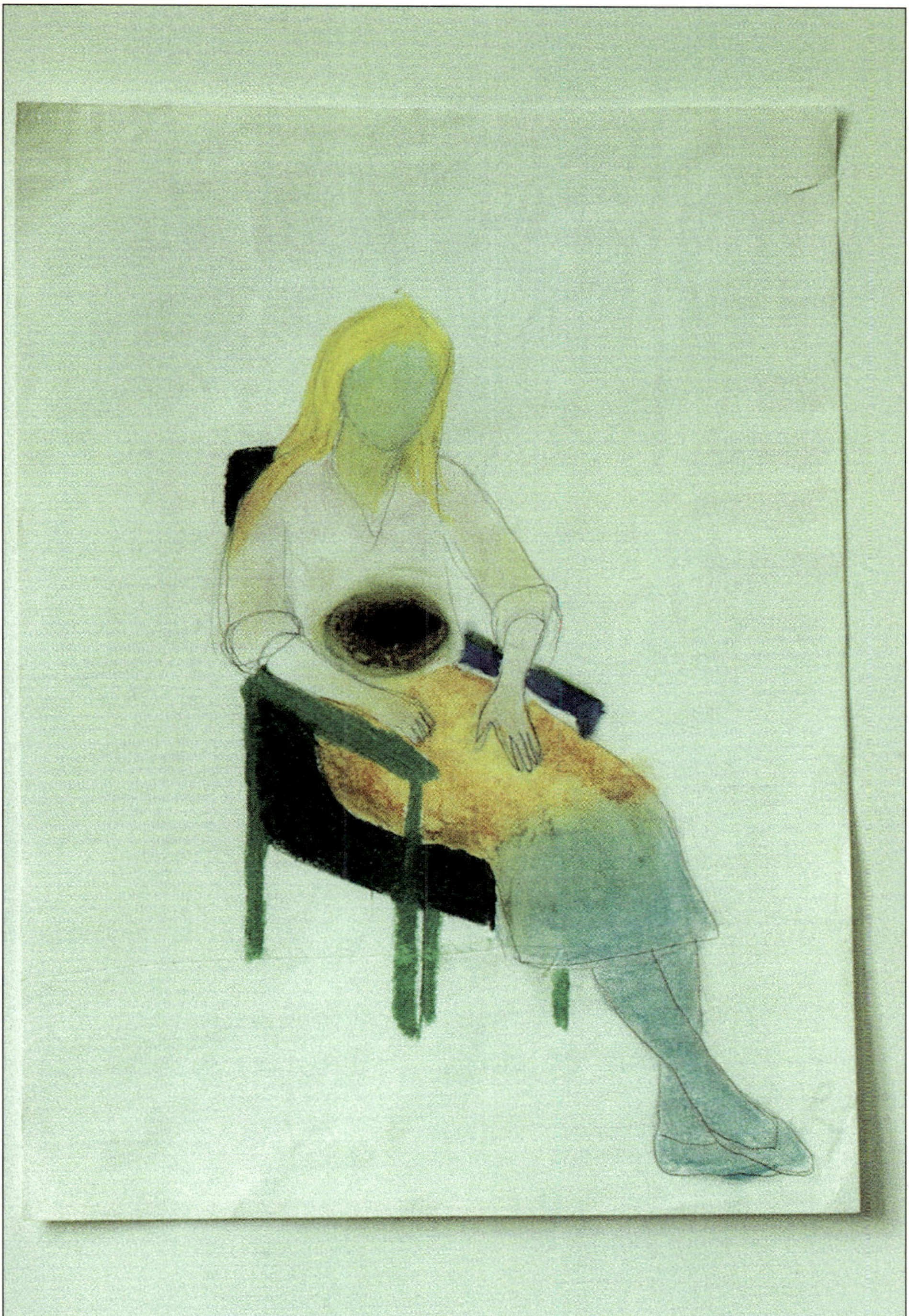

Bild 9: Kloß im Bauch

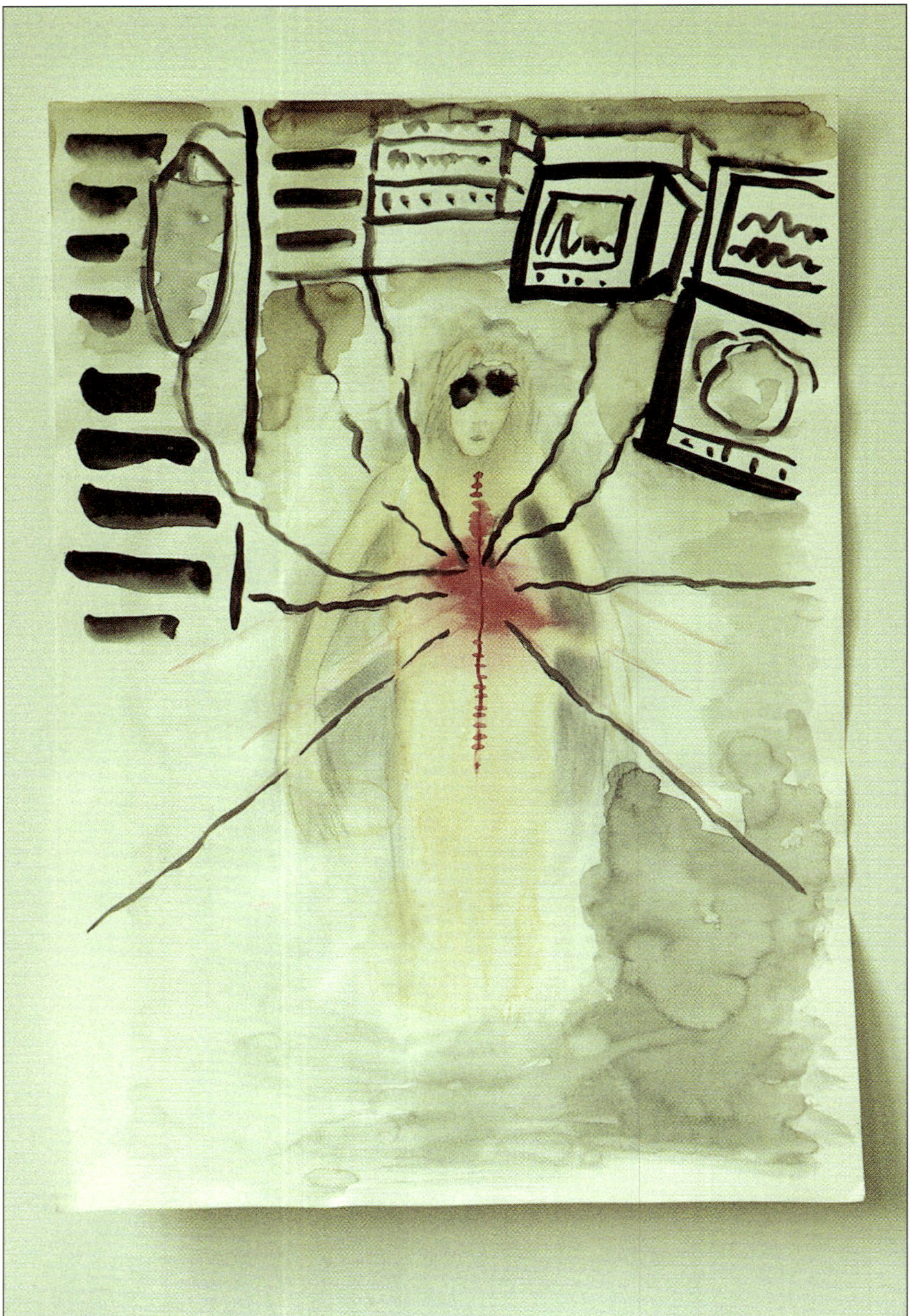

Bild 10: Apparatemensch

sagen, daß ein Mensch, dem man Boxhandschuhe anzieht, ein Boxer ist.

Chronisch kranke Menschen, die es lernen mußten, mit steigenden Einschränkungen fertig zu werden, die zunehmend auf andere Menschen angewiesen waren und sich nicht trauen konnten, weit in die Zukunft zu denken, werden auch geschont. Nicht selten sind sie verwöhnt. Durch die Transplantation können sie in sehr kurzer Zeit zu fast Gesunden werden, und entsprechend schnell wachsen die Anforderungen an solche Menschen. Die Transplantierten wünschen sich einerseits, ganz normale Menschen zu sein und andererseits sind sie von der Identität her chronisch krank. Dann vermissen sie oft schmerzlich die gewohnte Rücksicht und Hilfe der Umwelt. Sie brauchen Zeit, in die neue Rolle hineinzuwachsen, die unsere Gesellschaft von ihren Mitgliedern erwartet. Nach außen können sie, wenn sie Glück haben, fast alles tun, keiner sieht ihnen ihre Geschichte an. Aber in ihrem Innern ist ihnen das Wissen um ihre Endlichkeit weit bewußter als uns, genährt durch die regelmäßigen Kontrollen, die sie über sich ergehen lassen müssen. Mit den wachsenden Hoffnungen, noch ein großes Stück Zukunft zu haben, sind sie auch verletzbarer. Dies gilt sowohl auf der körperlichen wie auf der seelischen Ebene.

Mir ist oft aufgefallen, wie unempfindlich, fast unbeteiligt sie oft unangenehme Untersuchungen über sich ergehen ließen. Vor zwei Jahren besuchte mich mein erster, vor sieben Jahren transplantierter Patient, der ein mutiger, alles anpackender junger Mann ist und sprach auf einmal von seiner Angst vor Schmerzen bei der Bronchoskopie. Als ich mich wunderte, sagte er, er glaube, er sei jahrelang wie aus seinem Körper ausgestiegen gewesen, wenn er die Untersuchungen über sich ergehen lassen mußte. Jetzt wohne er in ihm und fühle sich wohl und habe zugleich Angst, ihm könne etwas passieren. Das Menschenbild der High-Tech-Medizin ist ein anderes als das meine. Ich habe einige Jahre gedacht, sie könnten sich ergänzen, denn nicht alle Mediziner, die in ihr arbeiten, haben dieses Menschenbild übernommen. Nach zehn Jahren Arbeit in diesem Bereich weiß ich, daß sie grundsätzlich verschieden sind.

Viele Fragen dürfen nicht einmal gestellt werden, ohne daß es zu massiven Angriffen kommt, z. B. die Frage, ob man den Hirntod eines Menschen mit dem Tod des ganzen Menschen gleichsetzen darf.

Bei Reaktionen wie ansteigendem Blutdruck bei Gefahr oder dem sogenannten Lazarussyndrom, wenn z. B. ein Hirntoter sich beim Ansetzen des Skalpells aufrichtet und den Chirurgen festhält, wird apodiktisch behauptet, es seien Reflexe. Was Reflexe sind und was ein Mensch dabei empfindet, darf nicht erfragt werden, denn es scheint selbstverständlich zu sein, daß er nichts empfindet.

Wenn sich ein Mensch zu Lebzeiten entscheidet, Organe zu spenden, wenn er in diesem Zustand ist, trotz aller Unsicherheit, so ist sein Geschenk ein wertvolles und großes, aber ist es erlaubt, daß Angehörige über das Persönlichste eines Menschen entscheiden?

Darf man eine Mutter, die im Schock ist, um die Organe ihres Kindes bitten und sie hinterher, wenn sie wieder zu sich kommt und vielleicht zweifelt an ihrem Entschluß, allein lassen?

Darf man Menschen einreden, Leben sei besser als Sterben, unter allen Umständen?

Darf man Leben durch ein neues Organ versprechen, obwohl man weiß, daß die Chance nur sehr klein ist, eines zu bekommen? Sind Patienten, die auf eine Transplantation warten und kein Organ bekommen, um ihren Sterbeprozeß betrogen worden?

Darf man Menschen betrachten wie einen Apparat und Organe wie Ersatzteile?

Darf man Menschen einreden, weil sie bedürftig sind, hätten sie ein Anrecht auf Organe und andererseits damit, daß man das Versprechen einlösen kann, die „Spende" durch moralischen Druck und Vertuschungen zur „Bringeschuld" verkommen lassen?

Eine Transplantation mit Folgen ist sehr teuer, weil die Patienten weiterhin kostspielige Behandlungen und Medikamente brauchen. Ich weiß, das Leben eines Menschen ist sehr wertvoll und rechtfertigt einen hohen Einsatz. Und doch müssen wir uns fragen, was können wir uns im Transplantationsbereich leisten, wenn wir daneben mit dem gleichen Aufwand viele Menschen retten könnten, deren Leben mit einfachen Medikamenten oder Nahrung erhalten werden könnte?

Was tun wir zum Heil unserer Gesellschaft, wenn wir der Krankheit jede persönliche Bedeutung für den Menschen absprechen?

Und was tun wir, wenn wir den Tod zum ärgsten Feind erklären, den es mit allen Mitteln zu bekämpfen gilt?

Ich kann die Transplantation nur akzeptieren, wenn die Gabe des Spenders bewußt und freiwillig ist. Dazu gehört einerseits Aufklärung und die Entwicklung von Tugenden wie Mitleid, Verantwortung und Liebe.

Dann wären solche Organe wertvolle Geschenke.

Auf ein kostbares Geschenk muß man den Empfänger entsprechend vorbereiten, damit es nicht verschleudert ist und er mit ihm selber kostbar wird.

Solche Menschen wirken zurück, sie sind Menschen wie die Helden in den Märchen, die viel durchlitten haben, am Rande des Todes waren, aber Dank der Fähigkeit und Tugenden, die sie in der Not weiterentwickelt haben und Dank des guten Geschickes, das ihnen zuteil wurde, mit ihren besonderen Erfahrungen die Menschheit weiterbringen könnten.

Ich glaube, unsere Verantwortung geht über das Leben-Erhalten weit hinaus und ist nur möglich, wenn wir den Tod als dem Leben zugehörig akzeptieren.

Fast immer wird es schwer sein, den Tod als Grenze der individuellen Existenz zu akzeptieren. In allen Menschen ist ein Wunsch nach Ganzheit und Vollendung, wie auch immer versteckt, vorhanden, aber kein menschliches Leben kann die Gesamtheit des Möglichen ausschöpfen oder kann sich den Wunsch nach dem Ganzen erfüllen. Aber die Ergänzung zwischen allen unvollkommenen Leben, den schon gewesenen und all den kommenden, kann die große sinnvolle Gemeinschaft schaffen, die im Lebensbeitrag jedes Einzelnen ihre Vollendung erfährt.

Mach dir überhaupt die Vergänglichkeit des menschlichen Daseins recht klar! Gestern Träger des Lebens, morgens Mumie und Asche! Durchwandere also diese kurze Spanne Zeit nach den Gesetzen alles natürlichen Lebens und gehe heiteren Gemütes von dannen, der Olive gleich, die vom Baume fällt, wenn sie reif geworden ist, und noch im Sterben die Mutter Erde preist und dem Baume dankt, der sie getragen hat.

Marc Aurel

Über alle Gräber

Über alle Gräber wächst zuletzt das Gras,
alle Wunden heilt die Zeit, ein Trost ist das,
wohl der schlechteste, den man kann erteilen;
armes Herz, du willst nicht, daß die Wunden heilen.
Etwas hast du noch, solang es schmerzlich brennt;
das Verschmerzte nur ist tot und abgetrennt.

Friedrich Rückert

Der Tod als Angler

Es sitzt der Tod und angelt uns mit schnöder,
Unsichtbar dünner Leine aus dem Leben.
Uns hilft kein Klugsein und kein Mühegeben;
Er hat Geduld, und magisch lockt sein Köder.

Wen seine Angel packt, der mag sich bohren
In Sand und Schlamm und alle Listen üben,
Der Tod sitzt in ihm, nicht am Ufer drüben!
Selbst wenn die Leine reißt, ist er verloren.

Er mag, entronnen, im durchwühlten Grunde
Noch lange Zeit erschrocken sich verkriechen,
Wohl ist er frei, doch nur um hinzusiechen.
Die Lust ist hin. Die Angel sitzt im Schlunde.

Hermann Hesse

Klaus-Peter Jörns

Der „Hirntod“ ist nicht der Tod des Menschen

*Kritik der theoretischen Basis der Organtransplantation**

1. Zum kulturellen und religiösen Rahmen unseres Themas

Wir leben in *nach*christlicher Zeit. Immer mehr Menschen glauben, daß der Mensch sich selbst die letzte Instanz und dieses Leben das erste und letzte für sie sei. Zu den Folgen zitiere ich *Theodor W. Adorno*: „Nach dem ... Niedergang der objektiven Religionen, die verheißen hatten, dem Tod den Stachel zu nehmen, wird er heute vollends zu dem ganz Fremden ...“. Adorno hat geurteilt, daß diese Entwicklung, durch die der Tod die Menschen „buchstäblich in Dinge“ verwandele, für die einzelnen Menschen keinen Gewinn an Identität und Subjekt-Sein gebracht habe. Er fand im Gegenteil, daß die Menschen immer weniger sie selbst, Subjekte also, in ihrem Leben sind, wenn sie sich von der „Dauerpanik angesichts des Todes“ packen lassen und den Tod zu verdrängen suchen, wo immer er sich ihnen als der *sie selbst* betreffende zeigt.

Doch Verdrängung löst Probleme nur oberflächlich und auf Zeit. In Wahrheit entsteht ein Zirkel, dem nicht zu entrinnen ist: Je „weniger die Subjekte mehr leben, desto jäher, schreckhafter der Tod“[1]. Und je schreckhafter der Tod erlebt wird, desto weniger wird vom Tod und davon geredet, was danach kommt. Wo aber diese Dimension von Zukunft ausfällt, wächst der Druck auf die Menschen, daß sie auch das, was früher für ein anderes Leben erhofft worden ist, in diesem

* siehe Seite mit Anmerkungen

einen Leben realisieren müssen. Also muß dieses eine Leben so lange ausgedehnt werden, wie es nur geht.

Damit spreche ich etwas an, was bei den 1995 und 1996 zum Transplantationsgesetz durchgeführten Anhörungen im Deutschen Bundestag unausgesprochen den Hintergrund gebildet hat. Denn die Forderung der Transplantationsmediziner, der Gesetzgeber solle den Ausfall aller meßbaren Gehirnfunktionen, den sie „Hirntod" nennen, als das unserer Zeit angemessene *Todeskriterium* festschreiben, stimmt mit dem Hang zur Verdinglichung des Menschen durch den fremd gewordenen Tod überein. Dazu paßt, was *Günther Anders* als ein Phänomen unseres Zeitalters diagnostiziert hat: Der Mensch hat sich auch den Menschen zum *Rohstoff* gemacht, um seine Ziele verfolgen zu können[2]. Und *Philipp Ariès* hat in seiner „Geschichte des Todes"[3] beschrieben, wie sich die mit der genannten Entwicklung einhergehende Verdrängung des Todes aus Bewußtsein und Alltag gerade auf die Ärzte ausgewirkt hat: *Ihnen* ist der Tod zugeschoben worden, und aus den Krankenhäusern wurden *Sterbehäuser.*

Der Deutsche Ärztetag hat 1995 gefordert, es sollten endlich in den Krankenhäusern Räume eingerichtet werden, in denen Menschen in Würde und nicht – wie heute zu mehr als 80% – als Abgeschobene sterben. Wenn der Ärztetag diese altbekannten Mißstände noch 1995 laut beklagen mußte, so spiegeln sie auf ihrer Rückseite wohl auch das ganz und gar auf das *Heilen* gerichtete Selbstverständnis der Ärzte und ihre Schwierigkeit, die ungeliebte und unspektakuläre Rolle der Sterbehelfer anzunehmen[4]. Wer die „fürsorgliche Begleitung von Todkranken und Sterbenden" (noch) nicht als wichtige humane ärztliche Aufgabe sieht, den mag es wahrscheinlich eher reizen, aus zwei Todkranken durch Transplantation einen Überlebenden zu machen, wenn sich ihm die Möglichkeit dazu bietet. Denn dann kommt am Ende wenigstens für *einen* wieder Heilen und Leben heraus, und der Tod kann im Schatten bleiben.

Gerade als Theologe und Seelsorger habe ich allerdings Grund, den Ärzten erst einmal Verständnis entgegenzubringen, denn sie sind von innen und außen durch ein *unbedingt* gewordenes Begehren nach Lebensverlängerung unter Druck geraten. Von innen treiben sie ihr eigenes, aufs Heilen gerichtetes Berufsethos und die Freude an der Kunstfertigkeit an; von außen sind es die Erwartungen der Kranken und Angehörigen, denen sie gerecht werden wollen[5]. Wobei viele Ärzte das Heilen auch als ihre religiöse Pflicht verstehen. Sowohl in der Antike als auch im Christentum bis zur Neuzeit haben *Heil und Heilung* in der Tat ganz selbstverständlich zusammengehört. Am Anfang steht der griechische Gott Asklepios, der als erster therapeutischer Gott Leiden und Todesbedrohung der Menschen mit seiner Heilkunst beantwortet hat. Als Aeskulap ist er Symbolfigur des ärztlichen Heilberufes und auch Prototyp für den Heiland Jesus geworden, der im Mittelalter den Titel „Christus medicus" trug. Theologen und Mediziner haben also – auch hierin – ein gemeinsames Fundament.

Doch muß auch ein Unterschied deutlich gemacht werden zu einer nur aufs Heilen fixierten Medizin: Wo es um Sterben und Lebensverlängerung geht, geht es für den Glauben auch um Auferstehung, und wo es um Heilung geht, geht es für den Glauben auch um Heil. Das zeigen die vier Evangelien in nicht zu diskutierender Eindeutigkeit. Aufgrund seelsorglicher Erfahrungen gehe ich davon aus, daß auch die allermeisten Menschen heute ein mehr oder minder ausgeprägtes Bewußtsein davon haben, daß die Verpflanzung menschlicher Organe von einem Körper zum anderen den Glauben der Menschen betrifft (sofern sie gläubig sind), also eine religiöse Dimension hat.

Wenn das aber so ist, dann kann angemessen über Sterben und Tod, über Heil und Heilung nur geredet werden, wenn anerkannt wird, daß das Sterben zum Leben der Menschen hinzugehört. Darum tritt der Heiland Jesus Christus nicht nur als einer auf, der Krankheiten heilt; bei ihm verbindet sich Heil genauso mit der Botschaft, daß Menschen durch die Glaubensbindung an Gott auch Zugang zu einem *nach*todlichen Leben haben werden. Die christliche Hoffnung macht nicht am Tod als einem Letzten Halt und richtet sich nicht allein darauf, ihn möglichst weit hinauszuschieben. Gerade weil die christliche Hoffnung Leben auch über den Tod hinaus erhofft, muß sie den für alle anstehenden Tod nicht verdrängen, sondern kann ihn als das gewissermaßen Vorletzte annehmen.

2. Es geht um das Verständnis des Menschen, um seine Leiblichkeit und Personalität, wenn es um das Todesverständnis geht

Ich gehe davon aus[6], daß auch die vor allem von der Transplantationsmedizin verbreitete These, der „Hirntod" sei mit dem Tod des Menschen gleichzusetzen, angemessen nur im Rahmen eines anthropologischen Gesamtbildes – also eines Welt- und Menschenbildes – diskutiert werden kann. Dazu gehören das Geborenwerden und Sterbenmüssen unbedingt hinzu. Es geht also um ein Lebens- und Menschenverständnis, das es verbietet, einzelne Aspekte aus diesem Gesamtzusammenhang herauszunehmen. Von ihm her leitet sich für die Beurteilung der Organtransplantation und ihrer theoretischen Rechtfertigung als Kriterium die Frage ab, wie Leiblichkeit und Personalität des Menschen zueinander gesehen werden. Denn die Art, in der das Verhältnis dieser Größen zueinander bestimmt wird, wirkt sich auf den Umgang mit Sterbenden und Toten und speziell im Blick auf die Frage aus, ob es erlaubt ist, aus Gründen in das Sterben eines Menschen einzugreifen, die mit der Therapie eines *anderen* Menschen zu tun haben.

Der Glaube daran, daß „mich Gott geschaffen hat samt allen Kreaturen, mir Leib und Seele, Augen, Ohren und alle Glieder, Vernunft und alle Sinne gegeben hat" (M. Luther[7]), geht ja von der Personalität des da redenden Ich und nicht von einer überindividuell zu beschreibenden Funktionalität der „Glieder" und „Sinne" aus. Zur Kreatur Mensch gehören als integrale Bestandteile seiner Individualität und Personalität seine (eigenen) Organe und Glieder. Diese Individualität und Personalität enden nicht mit dem Ausfall eines Organs, und sei es des Gehirns („Hirntod"). Bei der Beerdigung wird der tote Mensch noch als „Du" angeredet: „Von

Erde bist du genommen. Zu Erde sollst du wieder werden. Jesus Christus wird dich auferwecken am Jüngsten Tage"[8].

Dieses Formular drückt aus, daß wir die gestorbenen Menschen nicht einfach impersonale Tote werden lassen, sondern sie als zwar tote, aber von ihrer Person nicht völlig abgetrennte Menschen ansehen und behandeln. Sie sind keine Sachen. Und diesen toten Menschen samt ihrer Leiblichkeit gilt die Verheißung der Auferstehung. So bewahrt der Auferstehungsglaube nicht nur davor, daß wir das konkrete Menschsein und Leben zugunsten eines abstrakten Lebensbegriffs verdrängen, sondern ebenso davor, daß das Sterben und Totsein des einzelnen Menschen hinter einem abstrakten Todesbegriff verschwindet.

Solche Verdrängung geschieht aber überall dort, wo der Tod oder das Sterben prinzipiell als Scheitern menschlich-therapeutischer Maßnahmen aufgefaßt werden, wie es Philippe Ariès in den USA in seinen „Studien zur Geschichte des Todes" festgestellt hat[9]. Innerhalb einer solchen Anschauung wird, wie es *Arthur Jores* formuliert hat, die „Intensivstation ... eine gewaltige Institution zur Todesabwehr"[10]. Selbst wenn wir diese Aussage einschränken und sagen müssen, daß sie das sein *kann*, so gilt sie für das Programm der Organtransplantation uneingeschränkt. Denn dieses Programm hat Mühe, den Tod eines Menschen nicht als Vollendung des Lebens, nicht als unabtrennbaren Teil des Lebens, anzusehen. Seit es in den Bereich des Machbaren gerückt ist, durch Krankheit oder Verletzung in einem Organismus ausfallende Organe durch gesunde fremde Organe zu ersetzen, ist aus der damit eröffneten *Möglichkeit* für viele Mediziner und Ethiker sehr schnell eine *Pflicht* geworden, Organe für eine Transplantation zu spenden. Argumentiert wird mit dem „Lebensrecht" des Leidenden als dem entscheidenden Gut[11]. Aus gebotener Nächstenliebe und dem „Lebensrecht" des Leidenden wird so ein *Anspruch* der Organkranken auf Implantation funktionsfähiger Organe Sterbender. Die regierungsabhängige „Bundeszentrale für gesundheitliche Aufklärung", die allerdings in diesem Fall ihren Namen nicht verdient, hat 1996 in einer Propaganda-

Aktion[12] in diese Richtung Stimmung zu machen versucht, bis sie durch die Intervention eines Bundestagsausschusses und die Proteste vieler anderer gestoppt worden ist.

Wir müssen sehen: Wer eine Pflicht zur Organ"spende" behauptet, erklärt damit auch, daß die Gesellschaft einen Anspruch auf die Organe sterbender Menschen habe. Solche Behauptungen aber lassen sich nicht mehr allein in medizinischer oder ethischer Diskussion reflektieren, sondern angemessen nur auf einer übergeordneten Ebene. Ich wähle dafür einen geistes- und kulturgeschichtlichen Rahmen, den *Odo Marquard* aufgezeigt hat[13]: Es geht um „Sabotage des Schicksals"; denn „die herrschende Meinung – herrschend in dem Sinne, daß jeder, der gegen sie auftritt, a priori die Beweislast zu haben scheint und die Vermutung moralischer Bedenklichkeit oder Untragbarkeit gegen sich – die herrschende Meinung ist diese: Alles ist machbar, alles steht zur Disposition, alles kann und muß verändert werden, und Veränderung ist immer Verbesserung." (69) „Durch den Siegeszug der Optik der Veränderbarkeit und des Machens wird die Wirklichkeit defatalisiert", wird Schicksal zum „Machsal" (70).

Doch mit dieser Entwicklung hat sich nach Marquard noch eine andere, höchst bemerkenswerte Veränderung verbunden. Hatte der nach dem absoluten Anfang fragende Mensch der Neuzeit sich selbst „zum absoluten Über-Ich der Gesamtwirklichkeit" gemacht, so liegen die Dinge „im Zeitalter der Kommunikationsgemeinschaft" anders: In ihr habe sich „dieses Ich zum Wir verwandelt: zur absoluten Kommunikationsgemeinschaft, zum absoluten Über-Wir. Nichts darf gegen es, alles soll ‚für es' sein". So müsse „alles zu einer Kreatur werden". (80) Es ist wohl erlaubt, die absolute „Kommunikationsgemeinschaft" auch dahingehend zu konkretisieren, daß jenes absolute Wir zum Zwecke seiner Selbsterhaltung nicht nur Nachrichten, Emotionen und Waren, sondern eben auch die Organe der einzelnen Menschen kommuniziert und sozialisiert, und zwar gerade durch die Behauptung, daß jeder lebend-leidende Mensch aufgrund seines „Lebensrechtes" Anspruch auf die Organe anderer (sterbender) Menschen habe. *Rudolf Pichlmayr* hat sehr früh den Sprachgebrauch schon entsprechend geändert: Die ‚erforderliche' „umfassendere Bereitschaft zur Organspende nach dem Tode" müsse „im Sinne einer mehr selbstverständlichen Organweitergabe"[14] wachsen. Da ist das ‚Organ-Recycling' schon in Sicht.

Doch um der Personalität unserer Existenz willen ist festzustellen, daß es kein Recht der Gesellschaft auf die Organe Sterbender oder Toter gibt. Es gibt auch keine „dynamische Balance" zwischen der Fundamentalnorm der Menschenwürde, die den Einzelnen eignet und sie schützt, und den Interessen der Menschheit insgesamt[15].

Wie wenig die Menschenwürde in der Praxis allerdings geschützt wird, zeigt der Umgang mit der Tatsache, daß die Empfindungen der Angehörigen von Sterbenden, die zur Organentnahme ausersehen sind, dem Über-Wir hinderlich werden können. Denn die meisten wehren sich schon von ihrem Gefühl her gegen die Organentnahme aus ihren – durch die künstliche Beatmung im Leben gehaltenen – Angehörigen. Um diese Abwehr zu überwinden, versuchen die mittlerweile besonders geschulten ärztlichen Organeinwerber deshalb, dem oft als sinnlos erlebten (Unfall-)Tod ihrer Angehörigen einen positiven Sinn zu geben; sie sagen ihnen in demselben Moment, in dem sie ihnen die Nachricht vom „Hirntod" ihrer Angehörigen mitteilen, daß es ja noch die Chance gibt, anderen leidenden Menschen durch diesen Tod bzw. durch die Verpflanzung von Organen einen Dienst zu erweisen. Daß bei dieser als „Trauerhilfe" deklarierten Aktion den betroffenen Menschen in der Schockphase auch noch die Trauer *weggenommen* wird, kommt niemandem unter den Organeinwerbern in den Sinn. Das kommt oft erst dann heraus, wenn diejenigen, die ihre Angehörigen unter Schockeinfluß und moralischer Bedrängung zur Organentnahme freigegeben hatten, diesen Schritt später bereuen, weil sie das Gefühl nicht loswerden, ihre Angehörigen allein gelassen, ausgeliefert zu haben. Doch davon erfahren die Organbeschaffer zumeist nichts.

3. Der sogenannte „Hirntod" als Tod des Menschen – Kritik eines medizinischen Dogmas

Nun erst, nach den beiden einleitenden Kapiteln, haben wir eine ausreichende Basis, um uns der These zuwenden zu können, der sogenannte „Hirntod" sei mit dem Tod des Menschen identisch. Diese These ist so bedeutsam geworden, weil sie das theoretische Fundament der Organexplantation und damit der Organtransplantation als Therapiesystem darstellt. Denn mit ihrer Hilfe soll sichergestellt werden, daß die Organe nicht *Lebenden,* sondern *Toten* entnommen werden. Worum geht es genau?

3.1. Die medizinische Seite des Problems

Die Bundesärztekammer und medizinische Fachgesellschaften in Deutschland[16] haben in der ersten Hälfte der neunziger Jahre erklärt, daß der unaufhebbare Ausfall aller meßbaren Funktionen des gesamten Gehirns mit dem Tod des Menschen identisch sei. Denn ein Lebewesen sei tot, „wenn es für immer die Lebensmerkmale verloren" habe, „die es als Lebe-Wesen kennzeichnen"; und da „alle Lebensmerkmale, die ein höheres Lebewesen kennzeichnen, ... durch die Tätigkeit seines Gehirns" entstünden, sei „ein Mensch tot, dessen Gehirn völlig und endgültig ausgefallen ist." Behauptet wird ferner: „Ein Mensch, dessen Gehirn abgestorben ist, kann nichts mehr aus seinem Innern und aus seiner Umgebung empfinden, wahrnehmen, beobachten und beantworten, nichts mehr denken, nichts mehr entscheiden."

Medizinisches Faktum ist: Das Gehirn stirbt ab, a) wenn die Sauerstoffversorgung des Hirngewebes mehrere Minuten unterbrochen wird (z. B durch einen Herzstillstand), b) wenn der Druck im Hirnschädel den arteriellen Blutdruck übersteigt und dadurch die Hirndurchblutung aufhört (z. B durch eine Kopfverletzung oder auch durch einen wachsenden Tumor). Gemessen wird der „Hirntod" bei künstlich aufrecht erhaltener Beatmung und Herzkreislauffunktion, indem die Durchblutung des Gehirns und/oder die Hirnströme gemessen und Reflexe überprüft werden. Meßbar ist freilich nur, was von den technischen Meßgeräten erfaßt werden kann.

Medizinische Fakten sind außerdem: Ein Mensch ohne Hirntätigkeit hat vor allem die Fähigkeit verloren, selbständig zu atmen; aber auch alle anderen vom Gehirn ausgehenden Steuerungsprozesse sind beendet, wenn die Gesamtheit der Hirnfunktionen tatsächlich ausgefallen ist. Mit Hilfe von intensivmedizinischen Maßnahmen (vor allem der künstlichen Beatmung) und Medikamenten läßt sich die Herz- und Kreislauftätigkeit dennoch für einen Zeitraum von mehreren Stunden bis zu einigen Wochen weiter aufrecht erhalten. In dieser Zeit werden – bis auf das nicht mehr durchblutete Gehirn – alle übrigen Körperteile weiter durchblutet und so im Leben gehalten. Insbesondere das Rückenmark setzt die von ihm ausgehenden Steuerungen fort und kann sogar einige Funktionen übernehmen, die bislang von Teilen des Gehirns ausgegangen sind. Hirntote reagieren deshalb auf Reizungen der Haut und operative Eingriffe mit Bewegungen der Gliedmaßen („Lazarus-Syndrom"), Blutdruck- und Temperaturanstieg, sie verdauen und scheiden aus. Sie sind gebär- und prinzipiell auch zeugungsfähig. Ob sie operative Eingriffe auch empfinden können, kann weder endgültig bewiesen noch widerlegt werden. Vor der Organentnahme werden muskelnlähmende Medikamente verabreicht, nicht selten auch Betäubungsmittel.

Anhänger und Gegner des Hirntodkonzeptes stimmen darin überein, daß ein zweifelsfrei diagnostizierter *Ausfall aller meßbaren Hirnfunktionen einen Punkt im Prozeß des Sterbens markiert, von dem ab es nach medizinischer Erkenntnis keine Rückkehr zur Gesundung mehr gibt.* Doch in der Bewertung der meßbaren Fakten und im Blick auf die *Konsequenzen,* die aus diesen Fakten und ihren Bewertungen gezogen werden, gibt es große, ja, unüberbrückbare Unterschiede. Während die einen nach der Diagnose „Hirntod" den Totenschein ausstellen, sehen die anderen „Hirntote" als noch Lebende an. Doch wie kommen wir zu einem angemessenen Urteil in diesem Streit?

Wer in der „Hirntod"-Diskussion urteilen will, sollte sich zuerst vor Augen halten, was *David Lamb* in seinem Artikel *What is death?* ausgeführt hat: Die Bemühungen um eine Todesdefinition dürfen nach seiner Ansicht nicht verbunden werden mit dem Gedanken an einen Nutzen für Dritte; es bestehe sonst die Gefahr, daß die Reinheit wissenschaftlicher Arbeit verdorben werde und der Gedanke aufkomme, „that an individual's death can be determined by societal need"[17]. Entgegen dem von David Lamb Zitierten ist nun aber gerade jene berühmte Ad-hoc-Kommission der Harvard Medical School, die zum Zweck der Erarbeitung eines neuen Todeskriteriums zusammengesetzt worden war, 1968 in dem als *Declaration* bezeichneten Text mit schlechtem Beispiel vorangegangen. Denn sie gab keine wissenschaftliche Begründung dafür an, daß der sogenannte „Hirntod" fortan Todeskriterium sein könne und solle, sondern beschränkte sich vielmehr darauf, den „Bedarf für ein neues *Todeskriterium* zu erklären"[18].

Zwei Gründe führte sie an: Zum einen bedürfe es eines Kriteriums, das es erlaubt, eine Therapie abzubrechen, wenn nachgewiesen werden kann, daß das Gehirn eines intensivmedizinisch behandelten Menschen irreversibel zerstört ist. Zum anderen wurde ausgeführt: „2. Überholte Kriterien für die Definition des Todes können zu Kontroversen bei der Beschaffung von Organen zur Transplantation führen." Und damit sind wir mitten in dem eigentlich ethischen Problem angelangt. Ich beschreibe dieses *ethische* Problem mit einem Kommentar zu den beiden Punkten der *Harvard Declaration:*

Zum ersten Punkt: Ein Kriterium, das es erlaubt, therapeutische Maßnahmen an einem nicht mehr therapierbaren Menschen einstellen zu können, liegt im Interesse dieses Menschen. Es geht darum, daß er in Frieden sterben kann, ja, noch deutlicher: daß er sein Sterben in Frieden vollenden kann. Auch die Angehörigen können sich dann auf dieses Sterben einstellen, den Sterbenden begleiten, und werden nicht durch falsche Hoffnungen von dieser Sterbebegleitung abgehalten. Genauso evident ist nun allerdings auch, daß für diesen Zweck gerade *keine* Gleichsetzung des „Hirntodes" mit dem

Tod des Menschen notwendig ist. Die Diagnose des „Hirntodes" markiert vielmehr einen Punkt, von dem ab es nach menschlichem Ermessen feststeht, daß es keine Gesundung dieses Menschen mehr gibt. Den Bemühungen um ein solches Kriterium stimme ich zu. Das Recht des todkranken Menschen auf sein eigenes Sterben verlangt danach[19]. Bis hierhin ist die Verabredung über den „Hirntod" bzw. das *coma dépassé,* von dem die Harvard Declaration spricht, sinnvoll, weil sie ganz und gar von den Interessen desjenigen Menschen her konzipiert erscheint, bei dem die Diagnose durchgeführt wird.

Zum zweiten Punkt: Die zweite Begründung der *Harvard Declaration* vermischt nun allerdings bereits deutlich das Transplantations- bzw. konkreter: Explantationsinteresse der Organbeschaffung mit dem Interesse an einem neuen Todeskriterium. Ja, dieses Fremdinteresse begründet den deklarierten Beschluß, den „Hirntod" und den Tod des Menschen gleichzusetzen – und verdirbt so die Reinheit der wissenschaftlichen Argumentation. Aber es tut außerdem, was ethisch nicht zu tun erlaubt ist: Es setzt ein Fremdinteresse dort als bestimmende Größe ein, wo die Würde des Sterbenden, sein Eigeninteresse also, unbedingt zu schützen gewesen wäre.

Denn nun wird nicht mehr von den Interessen des Sterbenden, sondern von den Interessen Dritter her argumentiert. Was dabei geschieht, verrät die Sprache: Meint „Hirntod" ursprünglich den Ausfall aller meßbaren Hirnfunktionen, also den ‚Tod des *Organs* Gehirn', so wandelt sich das Wort nun in Parallele zum Begriff „Herztod" zur *Todesursache* eines Menschen: „Hirntod" als Tod. Und dann stehen die Gleichsetzungen da: ein hirntoter Mensch wird zum *toten* Mensch; der Zustand nach dem „Hirntod" wird zu einem „nachmenschlichen" Zustand *(H.-M. Sass),* der beatmete „Hirntote" wird zur „leere(n) leibliche(n) Hülle" *(B. Schöne-Seifert*[20]*),* wird geringschätzig als *human vegetable* oder *human cadaver* bezeichnet.

Ich behaupte nun, daß niemand dieses Dogma, das den meßbaren Ausfall aller Hirnfunktionen mit dem Tod des Menschen gleichsetzt, braucht, der von den Interessen des Sterbenden selbst ausgeht. Diese Gleichsetzung ist ausschließlich fremdbegründet, und als solche ethisch suspekt, denn sie wendet sich prinzipiell gegen die Interessen des Menschen, bei dem der Ausfall aller meßbaren Hirnfunktionen diagnostiziert worden ist.

Das anthropologisch Fatale an der Gleichsetzung von „Hirntod" und Tod des Menschen ist nicht die eindimensional-naturwissenschaftliche Logik, die dabei bemüht wird. Jede Wissenschaft hat ihre Prämissen, das ist in Ordnung. Ganz und gar *nicht* in Ordnung ist aber, wenn vorgegeben wird, ein komplexes Phänomen, wie es menschliches Leben und Sterben nun einmal darstellt und deshalb in der Wissenschaftsgeschichte auch unterschiedlichste Wissenschaften beschäftigt, mit eben dieser eindimensionalen Logik hinreichend beschreiben zu können. Hier wird die Grenze, die jene Logik sich selbst wissenschaftstheoretisch setzt, weit überschritten. Die Folge ist, daß der beschriebene „Gegenstand", das Subjekt Mensch, verobjektiviert, verdinglicht und damit verzerrt wird. Schuld daran ist wiederum das Fremdinteresse an den Organen.

Im übrigen muß das Dogma von der Gleichsetzung des meßbaren Ausfalls *aller* Hirnfunktionen auch aufgrund mittlerweile veröffentlichter medizinischer Artikel ernsthaft bezweifelt werden. Der Neurologe *Martin Klein,* der selbst jahrelang bei der Diagnose „Hirntod" mitgewirkt hat, ist zu dem Ergebnis gekommen, daß die von der Bundesärztekammer beschriebenen Verfahren der „Hirntod"-Diagnose gar nicht – wie immer wieder behauptet wird – den Ausfall *sämtlicher* Hirnfunktionen („Ganzhirntod") zu erfassen und zu messen vermögen, und daß es ganz und gar nicht zwingend ist, den „Hirntod" mit dem Tod des Menschen gleichzusetzen. Der Klarheit wegen zitiere ich ausführlich:

> „Der in den Intensivstationen unserer Kliniken festgestellte ‚Hirntod' beruht nicht auf der Anwendung von Naturgesetzen ... Es handelt sich lediglich um eine Konvention, die sich auf äußerlich nicht sichtbare Lebenszeichen des Organs Gehirn stützt. Um den Tod des Menschen zu defi-

nieren, muß zunächst ein ‚Konzept des Todes' entwickelt werden. Kriterien sind objektivierte Standardanforderungen, die sicherstellen sollen, daß der Bestätigung des Konzepts Genüge getan wurde. Erst danach können Tests entwickelt werden, die wiederum die Erfüllung der Kriterien nachweisen.

Die Kriterien zur Hirntod-Diagnostik der Bundesärztekammer werden nicht durch ein übergeordnetes Konzept begründet; der Zustand des Gesamthirntodes ist durch die Beachtung der Empfehlungen des Wissenschaftlichen Beirates nicht nachweisbar.

Unsere britischen Kollegen haben sich mit ihrem Konzept des Hirnstammtodes angreifbarer gemacht, sie sind aber auch realistischer, und sie haben ein Konzept formuliert: Es besagt, daß jemand tot ist, dem die Fähigkeit, ein Bewußtsein zu haben und zu atmen, für immer fehlt. Emphatisch vorgetragene Kritik an dieser Vorstellung aus der Sicht der Befürworter des Ganzhirntodes ist wegen der oben dargelegten Zusammenhänge unangebracht.

Da auch der Ausfall entscheidender Funktionen des Hirnstammes nicht unbedingt dem ‚Hirnstammtod' entspricht, wie weiter oben ausgeführt, meine ich, daß der Begriff ‚Tod' im Zusammenhang mit scheinbar nicht mehr nachweisbaren Hirnfunktionen vermieden werden muß.

Der Einwand, man dürfe die Öffentlichkeit durch ständige Kritik am Konzept des Hirntodes nicht verunsichern, bedeutet, daß der Zweck die Mittel heiligen soll. ...

Das Gesagte ist kein Plädoyer gegen die Organspende. Warum sollten Menschen im ‚irreversiblen Koma', die ohnehin sterben werden, ohne das Bewußtsein wiederzuerlangen, nicht Organe spenden, sofern sie sich zu Lebzeiten dazu bereit erklärt haben. Organspendeausweise sollten in dieser Weise geändert werden. Die Beachtung der britischen ‚Hirnstammtod'-Kriterien wäre als Grundlage völlig ausreichend. Neurologen, Neurochirurgen, Anästhesisten und Intensivmediziner könnten beispielhaft vorangehen und solche Ausweise unterzeichnen. Wer aber den nachgewiese-

> nen Verlust aller Hirnfunktionen als unabdingbare Voraussetzung für eine Organspende ansieht, muß konsequenterweise den sofortigen Stopp der Organentnahme bei ‚Hirntoten' fordern."[21]

Und ein renommierter Harvard-Mediziner, *Robert D. Truog,* ebenfalls selbst engagiert in der Transplantationsmedizin tätig, hat 1997 nach dem Studium der weltweit veröffentlichten Literatur und aufgrund seiner eigenen Praxis geurteilt, daß das sogenannte „Ganzhirn-Konzept" an inneren Ungereimtheiten leide, die sowohl das Testkriterium als auch die Beziehungen zwischen Kriterium und seiner Definition betreffen. Der Mangel an konzeptioneller Klarheit habe zu Mißverständnissen im Blick auf das Konzept selbst geführt, und zwar sowohl unter Medizinern als auch unter Laien. Und er erwähnt eine empirische Studie, die gezeigt habe, daß nur 35% der Ärzte und Krankenschwestern, die unmittelbar mit der Beschaffung von Organen für die Transplantation zu tun haben, die gesetzlichen und medizinischen Kriterien für eine Todesfeststellung korrekt benennen konnten[22].

Sowohl Klein als auch Truog sprechen sich dafür aus, die Gleichsetzung des sogenannten „Ganzhirntodes" mit dem Tod des Menschen aufzugeben. Ihre Lösungsvorschläge weichen allerdings weit voneinander ab: Während Klein das, was in Deutschland „Teilhirntod" genannt wird, als medizinisches Kriterium für eine Organentnahme hinreichend findet, möchte Truog gar ganz auf die sogenannte „Hirntod"-Diagnose verzichten und Organe entnehmen, sofern dazu eine Einwilligung (ersatzweise auch der Angehörigen) vorliegt und dem Menschen, um den es geht, durch die Explantation kein Leid zugefügt wird. Beide Vorschläge sind unakzeptabel, wie ich noch zeigen werde. In unserem jetzigen Zusammenhang aber ist wichtig, daß beide von der Kritik am medizinischen Konzept selbst ausgehen und keinerlei Notwendigkeit dafür sehen, den meßbaren Ausfall von Hirnfunktionen – unter Abkehr von den herkömmlichen Todeskriterien – mit dem Tod des Menschen gleichzusetzen.

3.2. Die anthropologische Seite des Problems

Meine Frau hat wie alle Medizinstudentinnen und -studenten gelernt, spinale Reflexe als Lebenszeichen zu achten. Es ist interessant zu sehen, wie das vom Organbedarf bestimmte medizinische Dogma von der Identität von „Hirntod" und Tod des Menschen nun auch diese Grundregel in Abrede stellt. Weil „Hirntote" unbedingt Tote sein müssen, damit ihnen ungestraft Organe entnommen werden können, wird das Menschsein des Menschen im Großhirn verankert und mit Bewußtseinsfähigkeit gleichgesetzt. Die Gleichsetzung menschlichen Daseins mit dem meßbaren Funktionieren von Gehirnaktivitäten folgt einem *Menschenbild, das von technischen Regelkreismodellen geprägt* wird und den Menschen auf das Gehirn als Steuerungs- und Integrationsaggregat *im* Leib des Menschen reduziert[23]. Dadurch werden Gehirn und Körper des Menschen definitorisch voneinander getrennt und qualitativ voneinander unterschieden. Und da in dieser Argumentation „der menschliche Geist, die menschliche Seele und die menschliche Person" ganz und gar an das Gehirn gebunden gedacht werden[24], wird die leibseelische Einheit des Menschseins – trotz gegenteiliger Beteuerungen – aufgegeben.

Doch an der leibseelischen Ganzheit des Menschen ist festzuhalten[25]. Denn der Mensch *hat* nicht einen Leib und eine Seele und innerhalb des Leibes Organe als Größen, die sich anthropologisch gegeneinander parzellieren oder vom Menschsein als nicht dazugehörig abtrennen ließen. Sondern der Mensch *ist* die komplementäre Ganzheit aus Leib und Seele samt allen Gliedern und Organen. Das aber heißt im Blick auf die Todesfeststellung bzw. das Todeskriterium: *Der Tod des Menschen ist eingetreten, wenn ein Mensch aufgehört hat, (als Organismus) in irgendeiner Weise auf die Umwelt zu reagieren*[26]. Kein Ausfall eines einzelnen Organs, und sei es der irreversible Ausfall des Gehirns, beendet das Menschsein des sterbenden Menschen. Bis zu dem gerade beschriebenen Tod des Menschen lebt ein Mensch.

Es ist biologisch und anthropologisch falsch zu behaupten: „Alle Lebensmerkmale, die ein höheres Lebewesen kennzeichnen, entstehen durch die Tätigkeit seines Gehirns“[27]. Die sich auch in diesem Satz aussprechende Hierarchisierung unterstreicht vielmehr den reduktionistischen Denkansatz seiner Autoren[28]. Das Gehirn ist weder das erste, was beim Wachsen des Menschen im Mutterleib entsteht, noch das letzte, das stirbt, wenn der Mensch stirbt.

Es ist theologisch-anthropologisch falsch zu behaupten: „Beim Menschen ist das Gehirn zudem die notwendige und unersetzliche körperliche Grundlage für das stofflich nicht faßbare Geistige“[29]; die Verwendung des Begriffs „Grundlage“ spricht aus, daß hier das sogenannte „Geistige“ zu einer Funktion des Physischen gemacht wird. Theologisch hat der Mensch sein Leben aus der Beziehung zu Gott, der das Leben selbst ist. Reden Theologen von der Seele des Menschen, reden sie davon, daß der Mensch personales Gegenüber zu Gott, dem Schöpfer und Erlöser, ist. Seele ist nicht an einem einzelnen Organ festzumachen. „Die Identifikation des Hirntods mit dem Tod des Menschen ist aus christlicher Sicht beim derzeitigen Stand der Debatte nicht mehr vertretbar. Der Mensch darf nicht auf seine Hirnfunktionen reduziert werden. Weder kann man daher sagen, der Hirntod bedeute den Tod, noch ist er ein Todeszeichen. Er ist auch nicht der Todeszeitpunkt.“[30]

Es ist gegen menschliche Beobachtung und Erfahrung geredet[31], wenn behauptet wird, ein Mensch, dessen Gehirn abgestorben ist, könne „nichts mehr aus seinem Inneren und aus seiner Umgebung empfinden, wahrnehmen, beobachten und beantworten, nichts mehr denken, nichts mehr entscheiden“. Außerdem werden in dieser Aussage Grenzen verwischt, die zu respektieren gewesen wären: (anthropo-)logisch liegen z. B. „empfinden“ und „denken“ keinesfalls auf derselben Ebene; und mit dem Satz, ein sog. „Hirntoter“ könnte *„nichts*[32] mehr aus seinem Inneren und aus seiner Umgebung empfinden, wahrnehmen“, wird die Grenze für naturwissenschaftliches Argumentieren z. B. hin zur Theologie und Religionswissenschaft klar überschritten.

Im übrigen stellen die von niemandem bestrittenen spinalen Reflexe der „Hirntoten" sehr wohl ein Wahrnehmen und Beantworten von etwas dar, das aus der Umwelt kommt. Dasselbe gilt für Blutdruck- und Temperaturanstiege unter dem Eindruck der Explantation. Schließlich haben gerade die medizinischen Beobachtungen während der Schwangerschaft der „hirntoten" Frau Marion Ploch in Erlangen gezeigt, welche vielfältigen Wechselwirkungen zwischen der Mutter und ihrem Kind bestanden haben[33].

Schließlich ist es kulturgeschichtlich interessant, wenn diejenigen, die als Naturwissenschaftler eher milde lächelnd kommentieren, daß man früher die Seele als Organ im Körper gesucht hat, in großangelegten Gemeinschaftserklärungen gleich mehrerer medizinisch-wissenschaftlicher Gesellschaften nun die Dinge auf den Kopf stellen und mit dem Brustton der Überzeugung verbreiten, „der menschliche Geist, die menschliche Seele und die menschliche Person" seien ganz und gar an das Gehirn gebunden[34].

Ich wüßte gern, woher die Kollegen dieses Wissen beziehen. Denn - um es noch einmal zu betonen – wir Menschen *haben* nicht Leib, Seele und Geist, sondern wir *sind* Seele, Leib und Geist, und zwar in der Beziehung zu uns selbst wie zur Umwelt. Darum gehören sowohl die spinalen Reflexe, mit denen „Hirntote" auf Reizungen ihres Körpers reagieren, als auch die von ihrem lebenden Leib ausgehenden Botschaften eines menschlich-personalen Daseins (Wärme, Vitalfunktionen) zum menschlichen Leben und Sterben hinzu. Eine „innere Enthauptung" geschieht also nicht durch den Ausfall der meßbaren Hinfunktionen selbst, sondern durch einen definitorischen Akt der Schreibtischtäter, die ein funktionierendes Gehirn mit dem Menschsein gleichsetzen.

Was das Verständnis vom Menschen angeht, dessen Leben und Würde das Grundgesetz unbedingt schützt, läuft die Argumentation derer, die das Menschsein an ein funktionierendes Gehirn binden wollen, immer auf dasselbe hinaus: auf eine entwicklungsgeschichtliche Halbwahrheit. Denn es ist zwar wahr, daß die Entwicklung des menschlichen Gehirns so weit fortgeschritten ist, daß der Mensch sich unter seinen Schöpfungsgenossen selbst als homo *sapiens* adeln konnte. Aber damit sind wir beim anderen: Was weiß der „Wissende" von sich selbst? Ich mache die Probe mit der Frage nach dem, was *nicht* Gehirn ist im Menschen. Was ist mit dem Rest? Nicht-Mensch? Menschlich unwesentlich? „Human vegetable"?

Ist der schöne oder auch der gemarterte Leib, der ein Leben lang gewaschene und gepflegte, gefühlte und photographierte Leib, ist die Haut, sind die feine und die wilde Lust nichts Wesentliches von uns? Theologisch steht all solchen Teilungs- und Verdinglichungsversuchen eine Wahrheit im Wege: Das Leben eines Menschen, der noch künstlich beatmet werden kann, stammt *nicht* aus der Maschine, sondern ist immer noch Leben aus dem einen „Funken", der an seinem Anfang gestanden hat. Wenn *der* erloschen ist, lassen sich Lungen nur noch aufblasen, aber nicht mehr beatmen. Da ist das Todeskriterium anzusiedeln.

Es ist deutlich: Die Frage nach dem Todeskriterium ist eine Sache für sich und nicht von Therapiekonzepten oder gesellschaftlichen Belangen her zu entscheiden. Und es kann auch nicht Sache eines Parlamentes sein, eine so fundamentale anthropologische Problematik, die auch die religiösen Belange der Menschen betrifft, in einem Nebensatz des Transplantationsgesetzes regeln zu wollen.

Aus allem folgt: Außer dem speziellen (und paradoxen) Interesse der Transplantationsmedizin, lebende Organe aus toten Menschen haben zu wollen, gibt es sonst kein Interesse daran, die Lebenszeichen „hirntoter Menschen", die sich vor und während der Explantation zeigen, *nicht* als Lebenszeichen anzusehen. Und das heißt, positiv gewendet: „Hirntote" sind Menschen, die sich in der letzten Phase ihres Sterbens befinden, also Lebende. *Tot ist ein Mensch erst, wenn sein Kreislauf zum Stillstand gekommen ist und er in keiner Weise mehr auf Reize aus der Umwelt reagiert.* Da reichen die alten und unbezweifelten Todeskriterien aus, die auch in der Bevölkerung akzeptiert werden.

3.3. Die juristische Seite des Problems

Die juristische Bewertung der behandelten Phänomene überschneidet sich – wie die anthropologische und ethische auch – natürlicherweise mit ihrer medizinisch-biologischen Bewertung. Das liegt daran, daß menschliches Leben ein ganzheitliches Phänomen ist, das nicht säuberlich in unterschiedliche Teilebenen zerlegt werden kann. Auch hierin zeigt sich, daß der Mensch *Individuum,* ein unteilbares Wesen, und kein *Dividuum,* kein teilbares Wesen, ist. In einer von zwölf Wissenschaftlerinnen und Wissenschaftlern, zu denen vier Verfassungsrechtler gehören[35], 1995 veröffentlichten Erklärung ist zur juristischen Bewertung des „Hirntod"-Dogmas ausgeführt worden:

> „(6.) Das Recht, vor allem das *Strafrecht,* hat das Hirntodkriterium in der Vergangenheit ohne eine eigenständige Überprüfung von der Medizin übernommen[36]. Auf dieses Defizit ist schon früh hingewiesen worden, ohne daß die „herrschende Meinung", die den Hirntod mit dem Tod des Menschen gleichsetzt, den Einwänden Rechnung getragen hätte. Offenbar unter dem Eindruck der wachsenden Hirntodkritik finden sich jedoch auch unter Straf- und Medizinrechtlern in jüngster Zeit eigenständige und Distanz suchende Beurteilungen der Hirntodkonzeption.
>
> Das *Verfassungsrecht* hat die Anerkennung des Hirntodkriteriums in der Vergangenheit unbesehen aus dem Strafrecht übernommen. Eine verfassungsrechtlich eigenständige Überprüfung der anthropologischen Grundannahmen des Hirntodkriteriums ergibt jedoch, daß es grundrechtsdogmatisch irrig ist, „menschliches Leben" im Sinne des Art. 2. Abs. 2 S. 1 Grundgesetz vom Nachweis der kognitiven („geistigen") Leistungsfähigkeit des Menschen abhängig zu machen. Menschliches Leben im Sinne des Art. 2. Abs. 2. S. 1 Grundgesetz meint das Lebendigsein des Menschen:
>
> „Wann ein ‚Lebendigsein' vorliegt, richtet sich allein nach naturwissenschaftlichen (biologisch-physiologischen)

Gegebenheiten am Körper des Menschen". Angesichts des Organismusbegriffs der modernen Biologie und im Lichte der vom Bundesverfassungericht betonten Notwendigkeit, den Lebensschutz in Grenzfällen extensiv zu garantieren („in dubio pro vita")[37], muß man einen hirntoten Menschen als lebend qualifizieren. Der hirntote Mensch wird daher durch das Lebensgrundrecht vor ungerechtfertigten Eingriffen in seine letzte Lebensphase, das Sterben, geschützt."

Die Wissenschaftler sehen trotz der Kritik am medizinischen „Hirntod"-Dogma eine Möglichkeit, Organtransplantationen zwischen Menschen durchzuführen. Darauf komme ich gleich zurück.

4. Lösungsvorschläge, die Organtransplantationspraxis modifiziert fortzuführen, ohne das „Hirntod"-Dogma zu akzeptieren

Von den Lösungsvorschlägen, die Organtransplantation fortzuführen, ohne das „Hirntod"-Dogma zu akzeptieren, will ich zwei herausgreifen und kritisch würdigen.

Die in 3.3. zitierten Wissenschaftler schlagen folgenden Weg vor:

„(7.) Obgleich der hirntote Mensch lebt, bleibt die Entnahme lebenswichtiger Organe zu Transplantationszwekken ethisch und verfassungsrechtlich möglich. Im Grundsatz geboten ist danach eine enge Zustimmungslösung, d. h. der hirntote, sterbende Mensch muß in gesunden Zeiten für den Fall, daß bei ihm der irreversible Ausfall aller meßbaren Hirnfunktionen festgestellt wird, die Entnahme von Organen verfügt haben.

Dies erfordert *keine* verfassungsrechtlich bedenkliche Ausnahme vom Tötungsverbot. Die Einwilligung in eine Organentnahme nach dem Eintritt des Hirntodes legitimiert sich durch die Möglichkeit, das Leben eines potentiellen

Organempfängers zu retten. Die Einwilligung des Spenders allein ist zwar eine notwendige, aber keine hinreichende Voraussetzung für die Zulässigkeit der Organentnahme. Ein weiteres kommt hinzu: Der Zustand des Hirntods erlaubt einen Behandlungsabbruch, da ein sinnvolles Therapieziel nicht mehr gegeben ist. Deshalb gilt, daß bei einem hirntoten Menschen die Beatmung grundsätzlich nicht nur abgestellt werden darf, sondern abgestellt werden muß. Eine Behandlung, die nur das bloße Überleben zum Ziel hätte, während das Patientenwohl damit in keiner Weise mehr gefördert werden kann, ist in der Regel nicht zu rechtfertigen. Der Abbruch der intensivmedizinischen Unterstützung beim hirntoten Patienten zieht aber den Herz-Kreislaufstillstand und damit den Eintritt des Todes unmittelbar nach sich. Auf diesem Hintergrund kann die Organspendebereitschaft nicht mit einem Euthanasieverlangen in Verbindung gebracht werden, geschweige denn mit einem Tötungsverlangen im Sinne der „aktiven Euthanasie“. Denn durch die mit einem Organspendeausweis erklärte Bereitschaft, in der letzten Sterbephase seine Organe zur Transplantation zur Verfügung zu stellen, willigt der Spender nicht in eine Lebensverkürzung, sondern in eine Verlängerung seines Sterbens um einige Stunden oder Tage ein, nämlich bis die Voraussetzungen für eine Organentnahme geschaffen sind.
Mit der Organentnahme zur Lebensrettung eines anderen findet die Sterbeverlängerung ihr Ende. Die Einwilligung in eine solche Sterbeverlängerung stellt demnach einen selbstgewählten Verzicht des hirntoten Menschen auf die Integrität seines Sterbens dar. Die Bereitschaft, einem Organempfänger durch die Einwilligung in eine Organentnahme nach eingetretenem Hirntod zu helfen, kann deshalb auch nicht zum Vorwand für ein Euthanasieverlangen werden: Wer zur Organspende bereit ist, strebt keine Erleichterung seines Sterbens an, sondern er nimmt um der Lebensrettung eines anderen willen eine Verlängerung seines Sterbens in Kauf. Eine gesetzliche Regelung der Transplantation, die

> den Hirntod nicht als Todes-, sondern als Entnahmekriterium ansieht, birgt folglich keinerlei Zugeständnis an verfassungsrechtlich und ethisch bedenkliche Forderungen nach einer Legalisierung der „aktiven Euthanasie". Für die Organentnahme bei nicht einwilligungsfähigen hirntoten Kindern läßt sich eine stellvertretende Zustimmung durch die sorgeberechtigten Eltern mit Blick auf Art. 6 Abs. 2 verfassungsrechtlich rechtfertigen."

Die genannten Wissenschaftler stimmen also für eine enge Zustimmungslösung, von der sie nur im Blick auf die Organtransplantation bei Kindern eine Ausnahme machen wollen. So sehr ich das Lösungsmodell „enge Zustimmungslösung" und den Vorschlag unterstütze, den „Hirntod" nicht als Todes-, sondern nur als Explantationskriterium festzuschreiben, so wenig kann ich der Ausnahmeregelung, die hier im Blick auf die Kinder vorgesehen ist, beipflichten. Denn die Bindung der Explantation an ein persönliches Einverständnis ist ein Grundsatz, der mit der personalen Integrität der Menschen begründet ist. Den Verzicht darauf kann niemand stellvertretend beschließen. Wenn dieser Grundsatz an einem Punkt durchbrochen wird, sind andere Vorschläge nur noch schwer abzuweisen, die vorsehen, anenzephale oder Koma-Patienten, also nicht einwilligungsfähige Menschen, prinzipiell für die Organentnahme vorzusehen.

Dem eben vorgestellten Lösungsmodell hat auch *Martin Klein* trotz seiner Kritik am sogenannten „Ganzhirntod-Konzept" zugestimmt. In eine ganz andere Richtung gehen die Vorschläge, die der weiter oben erwähnte *Robert D. Truog* gemacht hat. Zu beachten ist dabei, daß er von einem moralischen Anspruch der Gesellschaft auf eine ausreichende Anzahl transplantierbarer Organe ausgeht:

> Er möchte von zwei „fundamentalen ethischen Kriterien" ausgehen: den Prinzipien *consent* (Einverständnis) und *nonmaleficence* (Nicht-Schädigung). Und er fährt fort: „Zum Beispiel könnte die Politik dahingehend geändert werden, daß die Organentnahme *(organ procurement)* erlaubt würde

> allein mit Einverständnis des Organgebers oder seiner Angehörigen, und wenn die Organentnahme dem Organgeber kein Leid zufügen würde *(would not harm the donor).*" Zu denen, die von einer Organentnahme kein Leid erfahren, rechnet Truog generell „diejenigen, die permanent und irreversibel ohne Bewußtsein sind (Patienten in einem persistierenden vegetativen Stadium oder neugeborene Anenzephale), und solche, die unmittelbar und unumkehrbar Sterbende sind." (34)

Es ist deutlich, daß eine solche Position in Deutschland weder innerhalb der Transplantationsmedizin noch innerhalb einer anderen relevanten wissenschaftlichen oder parteipolitischen Gruppierung akzeptiert werden würde. Denn sie beinhaltet, was Truog selbst deutlich genug ausgesprochen hat: „Die schwierigste Herausforderung dieses Vorschlags liegt darin, daß (von der Öffentlichkeit) akzeptiert werden müßte, daß Töten manchmal eine gerechtfertigte Notwendigkeit darstellen kann, wenn es darum geht, verpflanzbare Organe zu erhalten." (36) Sein Vorschlag ist nur im Blick auf das Kriterium Einverständnis akzeptabel. Mit dem anderen Kriterium wird dem Übergriff auf alle nicht zustimmungsfähigen Menschen Tür und Tor geöffnet. Denn dadurch, daß Truog auch anenzephal – also ohne Großhirn – Geborene prinzipiell in den Kreis der Organgeber einbeziehen will, wird das Kriterium Einverständnis wieder ausgehöhlt. Diese Menschen können ja kein Einverständnis formulieren. Hier ist deutlich der Anspruch der Gesellschaft auf eine ausreichende Menge verpflanzbarer Organe, den ich bereits weiter oben zurückgewiesen habe, federführend gewesen.

5. Gefahren, die sich mit dem „Hirntod"-Dogma verbinden

Die unter 4. aufgeführten Lösungsvorschläge, die auskommen, ohne den meßbaren Ausfall aller Hirnfunktionen mit dem Tod des Menschen gleichzusetzen, machen deutlich, daß es für einen Gesetzgeber ausreichen würde und müßte, diesen Ausfall der Hirnfunktionen als *Kriterium für die Organentnahme* festzuschreiben. Seine anthropologische Interpretation aber bliebe Sache der unterschiedlichen Wissenschaften und abhängig von den bei der Bewertung angewendeten Prämissen. Wenn nun die mit der Transplantationsmedizin verbündeten Standesvertreter aber trotzdem auf der Forderung beharren, das anthropologisch wie theologisch unakzeptable medizinische Dogma, der sogenannte „Hirntod" sei mit dem Tod des Menschen identisch, sollte gesetzlich verankert werden, so stehen dahinter noch ganz andere Interessen, die nicht mitgenannt werden.

Gerade sie aber müssen abgewehrt werden, denn von ihnen gehen große Gefahren für die vom Grundgesetz geschützte Menschenwürde aus. Die größte Gefahr, die uns droht, ist, daß nach jenem Dogma „Hirntod" = Tod des Menschen gerufen wird, um „Hirntote" für medizinische Experimente aller Art freizubekommen. Denn „Hirntote" mit lebendem Organismus reagieren ja weiterhin in sehr vielen Bereichen wie Menschen mit einem funktionstüchtigen Gehirn, sie wären aber, würde das Dogma vom Gesetzgeber akzeptiert, keine Menschen mehr und vom grundgesetzlichen Schutz des Lebens nicht mehr geschützt. Welche Versuchung!

Überall da, wo medizinische Experimente mit ungeborenen, noch gehirnlosen Menschen oder mit Menschen nach einer „Hirntod"-Diagnose erfolgversprechend erschienen, könnte dann ungehindert vom Lebensschutz agiert werden. Denn nach einer solchen Festschreibung des „Hirntod"-Dogmas wären „Hirntote" Leichen und also vor dem Gesetz Sachen. Ich erinnere daran, daß trotz aller Proteste, die es vor Jahren gegeben hat, immer noch regelmäßig im Auftrag der

Automobilindustrie von Universitätsinstituten Crash-Tests mit Leichen durchgeführt werden. Es gehören keine prophetischen Gaben dazu, um vorherzusagen, daß solche und andere Experimente – wie zum Beispiel Tests von Medikamenten – dann bald vorzugsweise mit „Hirntoten" durchgeführt werden würden. Gegen solche Gefahren, die denen ähneln, die uns von einer Leben verbrauchenden experimentellen Medizin drohen, hilft nur, eine gesetzliche Festschreibung des „Hirntodes" als *Todes*kriterium zu verhindern.

6. Alternativen zur gegenwärtigen Organtransplantationspraxis

Wenn über die Probleme des „Hirntodes" und der Organtransplantation nachgedacht wird, kommen die bestehenden und weiter zu entwickelnden Alternativen zu diesem Therapiesystem zumeist viel zu kurz. Ich nenne im Folgenden einige, um diese Diskussion zu intensivieren.

- Für *Nieren*transplantationen – und das sind nach wie vor die meisten aller durchgeführten Transplantationen in Deutschland – ist das „Hirntod"-Dogma grundsätzlich überflüssig. Denn für diese Art der Transplantation gibt es die Möglichkeit, eine *Lebendspende* vorzunehmen. In Norwegen werden 50% aller Nieren zwischen Verwandten und Freunden transplantiert. Die Heilungschance ist groß, weil die von Blutsverwandten stammenden Organe viel seltener abgestoßen werden. In Deutschland aber wird dieser Weg gerade von Ärzten bislang ausgesprochen ablehnend beurteilt.
- Nach einer wissenschaftlichen Untersuchung, die bereits 1995 veröffentlicht worden ist[38], ist es ferner so, daß Nieren so gut wie ohne Einschränkung funktionieren, wenn sie bis zu einer halben Stunde nach dem Herz-Kreislauftod (ohne „Hirntod"-Diagnose) explantiert werden. Auch hierfür bedarf es keines „Hirntod"-Dogmas. Es ist mehr als merkwürdig, daß das Ergebnis dieser großangelegten Studie noch immer nicht wirklich wahrgenommen worden ist.

- Bei *Leber*transplantationen vor allem, aber auch bei anderen Transplantationsformen, werden immer häufiger nur Organ*teile* verpflanzt, die sich dann nach der Verpflanzung heilend reproduzieren. Auch dieses Verfahren kann unter Lebenden vollzogen werden und bedarf ebenfalls keiner Gleichsetzung des „Hirntodes“ mit dem Tod des Menschen.
- In manchen Herzzentren wird mit Erfolg an der Weiterentwicklung der *Kunstherzen* gearbeitet, die Verpflanzungen jetzt schon zum Teil unnötig machen; das kranke Herz hat während der Versorgung der Patienten mit einem Kunstherzen neue Heilungschancen.

Diese und andere Verfahren lassen darauf hoffen, daß der heutzutage üblich gewordene Übergriff der Lebenden auf die Sterbenden wieder zurückgedrängt werden kann. Die Lebenden müssen ihre Probleme unter sich lösen !

Als höchst problematisch sehe ich allerdings den Weg an, den viele bereits als den Weg der Zukunft propagieren: die *Xenotransplantation,* also die Verpflanzung von Organen zwischen Tieren und Menschen. Wieder scheint sich hier ein Weg zu eröffnen, der den Lebensanspruch der Menschen dadurch befriedigt, daß er die Würde anderer Geschöpfe prinzipiell geringer achtet. Doch wer davon ausgeht, daß nicht nur wir Menschen, sondern auch alle anderen Geschöpfe Gottes ihre eigene Art haben, wird es ethisch kaum rechtfertigen können, daß Tiere zum Zwecke der Organbeschaffung zuerst durch Genmanipulation „humanisiert“ und dann als reine Organbanken ausgeschlachtet werden, also nie ein eigenes und schon gar kein artgemäßes Leben haben dürfen[39].

Die einzige und wirklich grundsätzliche Alternative zur Organtransplantation als Therapieform ist der Verzicht darauf, fremde Organe, seien sie von Menschen oder Tieren, erhalten zu wollen, wenn das Leben in der eigenen leiblichen Integrität gefährdet ist. Dieser Verzicht, der für viele nur eine negative Seite zu haben scheint, ist aber, wo er entschieden vertreten wird, die Rückseite einer positiven Entscheidung dazu, das eigene Leben in seiner personalen Einheit und Integrität leben und die eigenen Lebenserwartungen nicht dadurch sichern zu wollen, daß die (personale) Integrität von Menschen oder Tieren verletzt wird. Wenn irgendwo, dann gilt hier der ethische Grundsatz, daß Schutzrechte grundsätzlich vor Anspruchsrechten gehen. Daraus folgt aber auch eine entschiedene Verantwortung für die eigene Gesundheit.

7. Perspektiven

Daß eine Gesellschaft ihren Lebenswillen durchsetzt, indem sie in die Leiber Sterbender und Toter eingreift, um sich zu nehmen, was ihr hilft, ist kulturgeschichtlich zwar kein Novum. Aber gerade weil sich daran zeigt, daß nur *dem* Menschen, der seine Krise durch Einpflanzung eines fremden Organs noch einmal überleben kann, das unbedingte Recht des Subjekts auf Leben und leibliche Unversehrtheit zugestanden wird, bleibt dieses Recht des Stärkeren ethisch suspekt. Anders ausgedrückt: Die Stärkeren werden an denen schuldig, deren Recht auf leibliche Integrität, eigenes Sterben und Totenruhe sie mißachten.

Das ethische Dilemma löst sich nur dann, wenn eine Organspende freiwillig und bewußt gebrachtes Opfer eines Menschen für andere ist. Das heißt, wenn ein Mensch bei Lebzeiten bewußt entschieden hat, daß ihm in der letzten Phase seines Sterbens Organe entnommen und anderen eingepflanzt werden dürfen. Eine solche Entscheidung setzt voraus, daß dieser Mensch über alle strittigen medizinischen, anthropologischen und juristischen Probleme aufgeklärt worden ist und also weiß, worüber er entscheidet. Von solchem Rechtsprinzip lebt eine Demokratie. Doch von ihm her werden auch der Transplantationspraxis Grenzen gezogen.

Eine enge Zustimmungslösung gewährt auch einen Schutz, den es aus seelsorgerlichen Gründen unbedingt geben muß. Denn wenn Organe nur dann entnommen werden dürfen, wenn es dafür eine aus Lebzeiten stammende Einverständniserklärung des Betroffenen gibt, werden Angehörige nicht mehr in derselben Stunde mit der Todesnachricht *und* mit der Frage konfrontiert werden, ob sie einer Organentnahme zustimmen wollen.

Einige von denen, die den meßbaren Ausfall des Gehirns nicht als den Tod eines Menschen anerkennen, haben zugleich darauf hingewiesen, daß und wie tief wir alle in das bürgerlich-ethisch gerechtfertigte Töten in Extremsituationen verwickelt sind. Sie haben auf die vom Gesetzgeber zugelassene Abtreibungspraxis verwiesen, in der Ungeborene – von Ärzten – getötet werden, weil die Interessen der Lebenden höher eingestuft werden als das Lebensrecht dieser Kinder. Sie haben damit die Decke des Scheins einer Unschuld weggezogen, die längst verloren ist. Und damit steht die Frage da, ob nicht auch jener Eingriff in die letzte Sterbephase eines Menschen eine Tötungshandlung darstellt, so gerechtfertigt sie – durch Gesetz und Einverständnis der Betroffenen – auch sein mag. Diese Frage wird nicht dadurch gegenstandlos, daß man dem Dogma folgt, ein „hirntoter" sei ein toter Mensch. An der Tatsache, daß „hirntote" Menschen *im Leben* gehaltene Menschen sind und daß dieses Leben nicht aus den Maschinen kommt, ändert ja dieses Dogma nichts.

Der moderne Individualismus hat dazu geführt, daß die Anspruchsrechte der Lebenden über die Schutzrechte der Sterbenden gestellt werden. Vor dieser Entwicklung ist auch die Transplantationsmedizin nicht bewahrt worden, sondern sie gehört in sie hinein. Das gilt es nüchtern anzuerkennen. Es gibt die Möglichkeit, sich dieser Entwicklung zu entziehen und für sich selbst auf die Teilnahme an der Organtransplantation als Therapieverfahren zu verzichten. Freilich: Andere sollen in einer Demokratie von ihren Prämissen her andere Wege gehen können. Darum müssen Gesetze dafür sorgen, daß solche Wege offenstehen. Aber weder dürfen sie als *die* gesellschaftlich privilegierten Therapieverfahren etabliert noch dürfen per Gesetz Todeskriterien festgeschrieben werden, die von einem behaupteten gesellschaftlichen Interesse her diktiert werden. Am Ende des 2. Jahrtausends sollten wir reif sein dazu, wissenschaftliche und ethische Differenzen in der Gesellschaft zu respektieren und auszuhalten.

Eine Lösung, mit der alle leben können, ohne sich anderen Positionen wissenschaftlich oder weltanschaulich unterwerfen zu müssen, denke ich mir so: Ist ein Mensch durch künstliche Beatmung über die Schwelle hinweggeführt worden, an der durch den Ausfall der Spontanatmung sein Leben beendet worden wäre[40], und sind die meßbaren Hirnfunktionen ausgefallen, gibt es drei Wege, diesen Zustand zu beenden:

- ein Abwarten, bis es zu einer Kreislaufkrise kommt, in der der Mensch sein Sterben vollendet;
- das Abschalten des Beatmungsgerätes;
- die Explantation von Organen.

Dazwischen ist zu wählen, wenn ein Mensch durch die Intensivmedizin erst einmal in diesen Zustand hineingeraten ist, daß er in seinem Sterben aufgehalten wird. Jeder dieser Wege führt zum Herz-Kreislauf-Stillstand. Ein Gesetz muß nichts anderes tun, als diese Wahlmöglichkeiten offenlassen. Da sich aber (fast) alle einig sind in der Anschauung, daß der Ausfall aller meßbaren Hirnfunktionen Kriterium für das Abschalten der Beatmungsanlage wie für die Explantation von Organen sein kann, sollte er gesetzlich als solcher anerkannt werden. Es ist außerdem klar, daß nur eine enge – also persönliche – Zustimmungslösung dem Schutzrecht der Sterbenden gerecht wird und jenen Wahlmöglichkeiten entspricht.

Anmerkungen

* Der Titel des Buches „Sterben auf Bestellung" trifft nach meinem Dafürhalten nicht das, worum es geht. Ich hätte lieber als Titel gehabt „Organe auf Bestellung."

1 *Th.W. Adorno*, Negative Dialektik, Frankfurt/M. 1970, 361.

2 *G. Anders*, Die Antiquiertheit des Menschen. Band II. Über die Zerstörung des Lebens im Zeitalter der dritten industriellen Revolution, München [2]1981, 21ff. Es lohnt sich, Anders' Argumente ausführlich zur Kenntnis zu nehmen. Er spricht von zwei parallel laufenden „internen Revolutionen": „Ich denke ... an die ungeheuerliche Tatsache, daß der Mensch sich in einen *,homo creator'* hat verwandeln können; und an die nicht minder unerhörte, daß er sich selbst in Rohstoff, also in einen *,homo materia'* verwandeln kann." (21) „Die *Verwandlung des Menschen in Rohstoff* hat wohl (wenn wir von Kannibalen-Zeiten absehen) in Auschwitz begonnen. Daß man aus den Leichen der Lagerinsassen (die selbst bereits Produkte waren, denn nicht Menschen wurden getötet, sondern Leichname hergestellt) gewiß die Haare und die Goldzähne ... entnahm, um diese Stoffe zu verwenden, ist ja bekannt. Ebenso, daß die amerikanischen Soldaten mit japanischen Goldzähnen aus dem Pazifik heimkehrten..." (22) „Aber diese Art von Verwendung des Menschen als wertvoller Rohstoffquelle ist gottseidank eine Ausnahmeerscheinung geblieben. Viel häufiger und ungleich charakteristischer sind diejenigen Aktionen, in denen Menschen aus Menschen nicht einfach toten Stoff herstellen, sondern etwas selbst Lebendiges. In der Tat kann man sagen, daß in diesen Fällen der *,homo creator' und der ,homo materia' zusammenfallen* – wobei freilich ,creator' und ,materia' personell niemals koinzidieren, vielmehr der Eine als ,creator' fungiert, der Andere als ,materia'." (22f) Es geht also darum, aus menschlichen *„Lebewesen andere Lebewesen zu erschaffen"* (23). Anders spricht ausdrücklich das Clonen und die Gen-Manipulation an (24f). Und er begründet seine These, daß es sich dabei um eine (dritte) industrielle Revolution handelt, wie folgt: „weil der manipulator den Menschen, den seine Vorfahren nur in fünf Rollen: in der Rolle des Eigentümers, des Erfinders, des Arbeiters, des Verkäufers und des Konsumenten gekannt hatten, nunmehr als bloßen, und zwar physiologischen, *Rohstoff* behandelt." (25) „Das, was im Verlauf der Geschichte der mechanistischen Naturwissenschaften vor sich ging: daß nämlich, da Ausnahmen dem Prinzip widersprochen hätten, auch der Mensch als Maschine (,homme machine') verstanden wurde, das wiederholt sich heute auf anderer Ebene: Da die Welt prinzipiell als Rohstoff gilt, muß auch das Weltstück ,Mensch', damit das Prinzip nicht verletzt werde, als solcher behandelt werden. ... Daß dieses Stadium – man darf es wohl das des *,postzivilisatorischen Kannibalismus'* nennen – so spektakulär ist, daß es als ,Industrielle Revolution' sui generis anerkannt werden dürfte, wird wohl niemand bestreiten." (26)

3 München / Wien 1980.

4 Doch es zeichnen sich hier zum Glück Änderungen ab. Zum einen in der Hospizbewegung, und zum anderen in ärztlichen Äußerungen wie der „Nürnberger Erklärung", die am 27. 10. 1996 beim IPPNW-Kongreß „Medizin und Gewissen" aus Anlaß des 50. Jahrestages der Nürnberger Prozesse verabschiedet worden ist. Darin heißt es in Punkt 7: „Wir erkennen in der persönlichen Zuwendung und der fürsorglichen Begleitung von Todkranken und Sterbenden eine besonders wichtige humane ärztliche Aufgabe."

5 Dabei muß einschränkend festgehalten werden, daß viele Patienten erst von den Ärzten zur Organtransplantation überredet werden.

6 In den folgenden Passagen lehne ich mich eng an einen früher von mir veröffentlichten Artikel an: Organtransplantation: eine Anfrage an unser Verständnis von Sterben, Tod und Auferstehung. Zugleich eine Kritik der Schrift der Kirchen „Organtransplantationen", in: *J. Hoff / J. in der Schmitten* (Hg.), Wann ist der Mensch tot? Organverpflanzung und ‚Hirntod'-Kriterium. Erweiterte Ausgabe (rororo sachbuch 9991), Reinbek 1995, 350–384.

7 Kleiner Katechismus, Erklärung zum ersten Glaubensartikel.

8 Agende der Evang. Kirche der Union II. Band. Die kirchlichen Handlungen, Witten 1964, 96 (Die Bestattung eines Erwachsenen).

9 *Ph. Ariès,* Studien zur Geschichte des Todes im Abendland, München/Wien 1976, 57ff.

10 *A. Jores,* Der Tod als ganzheitliches Phänomen, in: *M. Honecker* (Hg.), Aspekte und Probleme der Organverpflanzung (Grenzgespräche 4), Neukirchen 1973, 115–126, hier: 123.

11 So *M. Honecker,* Art. Organtransplantationen III. Ethisch, in: Evang. Staatslexikon Bd. II, Stuttgart ^{3}1987, 2346–2351, hier: 2349.

12 „Über Organspende spricht man nicht. Oder vielleicht doch?" In Verhöhnung des Begriffes „Aufklärung" sind in dieser Propagandaaktion alle kritischen Stimmen zu Hirntod und Organtransplantation verschwiegen worden.

13 *O. Marquard,* Ende des Schicksals ? Einige Bemerkungen über die Unvermeidlichkeit des Unverfügbaren, in: *Ders.,* Abschied vom Prinzipiellen (Reclams Universal-Bibliothek 7724), Stuttgart 1981, 67–90 (vorher schon in: Schicksal ? Grenzen der Machbarkeit. Ein Symposion. Mit einem Nachw. v. *M. Rassem,* München 1977, 7–25).

14 *R. Pichlmayr,* Art. Organtransplantation I. Medizinisch, in: Evang. Staatslexikon Bd. II, Stuttgart ^{3}1987, 2338–2344, hier: 2343f.

15 Dies sage ich in Anlehnung an Gedanken, die *Ernst Benda* geäußert hat (laut einer Meldung des Südwest-Presse, Tübingen, 15. 11. 1996.

16 Zitiert wird aus der Stellungnahme der Deutschen Gesellschaft für Anästhesiologie und Intensivmedizin, für Neurochirurgie, für Neurologie und der Deutschen Physiologischen Gesellschaft, veröffentlicht in der Frankfurter Allgemeinen Zeitung vom 28. 9. 1994.

17 „... daß der Tod eines Menschen durch gesellschaftlichen Bedarf bestimmt werden kann" – *D.Lamb,* What is Death?, in: Principles of Health Care Ethics. Edided by *R. Gillon,* 1994, 1039.

18 *J. Hoff, J. in der Schmitten,* Kritik der Hirntod-Konzeption, in: dieselben (Hg.), Wann ist der Mensch tot? Organverpflanzung und Hirntod-Kriterium. Plädoyer für ein menschenwürdiges Todeskriterium, Reinbek [2]1995, 157.

19 Ich füge aber hinzu, was zumeist übersehen wird: Die Diagnose „coma dépassé" muß nicht automatisch bedeuten, daß die künstliche Beatmung abgeschaltet wird. Gelegentliche Beschreibungen dessen, was nach dem „Abschalten" geschieht, machen die Zwiespältigkeit des durch die maschinelle Beatmung künstlich erzeugten Zustandes deutlich. Ich kann deshalb verstehen, daß es anthroposophische Ärzte und Krankenhäuser gibt, die prinzipiell nicht „abschalten", sondern abwarten, bis der Sterbende selbst durch eine Kreislaufkrise sein Sterben vollendet.

20 Stellungnahme vor dem Gesundheitsausschuß des Deutschen Bundestages am 28. 6. 1995.

21 *M. Klein,* Hirntod: Vollständiger und irreversibler Verlust aller Hirnfunktionen?, in: Ethik in der Medizin 7 (1995), 6–15, hier: 12f.

22 *R. D. Truog,* Is It Time to Abandon Brain Death?, in: Hastings Center Report Vol. 27, No. 1, Jan./Feb. 1997, 29–37, hier: 31: „In summary, then, the whole-brain concept is plagued by internal inconsistencies in both the tests criterion and the criterion-definition relationships, and these problems cannot be easily solved. In addition: there is evidence that this lack of conceptual clarity has contributed to misunderstandings about the concept among both clinicians and laypersons. For example, Stuart Youngers und colleagues found that only 35% of physicians and nurses who were likely to be involved in organ procurement for transplantation correctly identified the legal and medical criteria for determining death."

23 Diese Position vertreten *D. Birnbacher, H. Angstwurm, F. W. Eigler, H.-B. Wuermeling,* Der vollständige und endgültige Ausfall der Hirntätigkeit als Todeszeichen des Menschen – Anthropologischer Hintergrund, in: Deutsches Ärzteblatt 90, 5. 11. 1993.

24 So in der bereits zitierten Stellungnahme der Deutschen Gesellschaften für Anästhesiologie und Intensivmedizin, für Neurochirurgie, für Neurologie und der Deutschen Physiologischen Gesellschaft (FAZ vom 28. 9. 1994).

25 Ich folge in den nächsten Absätzen dem Text der von mir redaktionell verfaßten „Zweiten Erklärung der Berliner Initiative für eine (enge) Zustimmungslösung im Blick auf ein Transplantationsgesetz".

26 Daß nach diesem Zeitpunkt noch Zellen für eine Zeit lang weiterleben, ist für das genannte Todeskriterium nicht erheblich, weil dieses Geschehen völlig unabhängig von jeder Reaktion auf die Umwelt zu sehen ist.

27 Stellungnahme der medizinischen Gesellschaften, s.o. Anm. 24.

28 Ausführlich vorgetragen worden ist das Hierarchisierungsmodell von *J. F. Spittler,* Der Hirntod – Tod des Menschen. Grundlagen und medizinethische Gesichtspunkte, in: Ethik in der Medizin 7 (1995), 128–145. Im Prinzip wird dabei alles am menschlichen Leben, was es mit nichtmenschlichen Geschöpfen gemeinsam hat, auch nicht für relevant angesehen, wenn es um die Beschreibung menschlichen Lebens geht. Hierar-

chisierung heißt de facto also: Zerspaltung des Menschseins in Menschliches und Nicht-Menschliches.

29 Stellungnahme der medizinischen Gesellschaften, s.o. Anm. 24.

30 Erklärung des Erzbischofs von Köln, *Joachim Kardinal Meisner,* vom September 1996.

31 „Dekuvrierend wirkt hier die Sprache der Stellungnahme: ‚...dem Unbefangenen erscheint ein Mensch...‘ Wer sind dann die Befangenen? Die Vergewaltigung der unverstellten Anschauung wird aber diesen Unbefangenen zugemutet. Es ist die Rede vom Hirntod als dem ‘unsichtbaren Tod’, ein Vorgehen, das zwangsläufig an die Geschichte von des Kaisers neuen Kleidern erinnert, die schließlich alle sehen, bis auf ein „‚unbefangenes‘ Kind“ (Prof. Dr.med. *L. Geisler,* Leserbrief an die FAZ vom 21.10.1994).

32 Im Text nicht kursiviert.

33 Die Lebendigkeit der „hirntoten“ Frau hat sich nach Ansicht vieler gerade darin gezeigt, daß sie die Schwangerschaft selbst durch einen Abort beendet hat. Am markantesten ist dieses Argument von *Hans Jonas* vorgetragen worden in einem Brief an *Hans-Bernhard Wuermeling,* abgedruckt in dem bereits zitierten Buch von *J. Hoff / J. In der Schmitten* (Hg.), aaO. 21–27. Vgl. hierzu auch *D. Emmerling,* der in der FAZ vom 15.10.1994 berichtet hat, daß und wie seine Frau, im Oktober 1993 künstlich beatmet und im Koma liegend, auf seine Ansprache reagiert hat, und wie noch vor der „Hirntod“diagnose das Organbegehren von einem Arzt an den Angehörigen herangetragen worden ist. Nach dem Abschalten der künstlichen Beatmung hat Frau Emmerling noch zwei Tage selbständig weiter geatmet.

34 So in der Stellungnahme der medizinischen Gesellschaften, s.o. Anm. 24.

35 *Prof. H.-U. Gallwas, Prof. G. Geilen, Prof. L. Geisler, Dr. I. Gorynia, Prof. W. Höfling, J. Hoff, M.A., Dr. M. Klein, Prof. D. Mieth, S. Rixen, Prof. G. Roth, J. in der Schmitten, Dr. J.-P. Wils.* Die Literaturhinweise, die in der Erklärung enthalten sind, habe ich hier entfernt.

36 Dasselbe gilt bedauerlicherweise für die theologische Ethik, wie die Schrift der Kirchen „Organtransplantationen“ von 1990 noch zeigt.

37 „Im Zweifelsfall zugunsten des Lebens“.

38 Deutsches Ärzteblatt 92 (1995), 2566, vom 29.9.1995.

39 Eine religionssoziologische Untersuchung hat ergeben, daß ein Drittel der Befragten glaubt, daß Menschen *und* (viele) Tiere eine Seele haben, ja, daß die ganze Schöpfung beseelt ist. Wenn Tiere aber eine Seele haben, steht ihnen auch ein Schutzrecht für ihre eigene Art und Würde zu: vgl. *K.-P. Jörns,* Die neuen Gesichter Gottes. Was die Menschen heute wirklich glauben, München 1997.

40 Eine solche intensivmedizinische Intervention ist freilich nur dann erlaubt, wenn sie therapeutische Chancen für den Beatmeten selbst erhalten soll. Allein für den Zweck, jemanden zur Organentnahme zu präparieren, ist eine künstliche Beatmung nicht erlaubt.

Weitere Veröffentlichungen des Verfassers zum Thema u.a:

Gibt es ein Recht auf Organtransplantation? Ein theologischer Diskurs, Göttingen 1993.

Organtransplantation: eine Anfrage an unser Verständnis von Sterben, Tod und Auferstehung. Zugleich eine Kritik der Schrift der Kirchen „Organtransplantationen“, in: *J. Hoff – J. in der Schmitten* (Hg.), Wann ist der Mensch tot? Organverpflanzung und „Hirntod“-Kriterium, Reinbek ^{2}1995, 350–384.

Zusammen mit *L. Geisler, H.Grewel* und *W. Kernstock-Jörns:* Zweite Erklärung der Berliner Initiative für die (enge) Zustimmungslösung im Blick auf ein Transplantationsgesetz, Berlin 1995 (zu beziehen über den Verf.).

Artikel „Organverpflanzung II. Die neue Diskussion in Deutschland“, in: Theologische Realenzyklopädie Bd. XXV, Berlin 1995, 382–390.

Die moderne Medizin entwickelt ständig neue Therapien und Medikamente, so daß die Waage immer mehr zugunsten eines längeren Lebens ausschlägt. Leider hat die Medizin uns auch in der irrigen Haltung bestärkt, die Gewißheit unseres Sterbens zu leugnen.

Sherwin B. Nuland
Chirurg und Medizinhistoriker,
Wie wir sterben. Ein Ende in Würde?

Patientenbrief

Nur ein verschwindend geringer Prozentsatz der Bevölkerung weiß, wie eine Organtransplantation erfolgt. Jeder, der seine Zustimmung zur Organentnahme gibt und einen Spenderausweis mit sich führt, meint, ein gutes Werk zu tun, da er ja ohnehin nichts mehr spürt. Er glaubt, er sei tot – da „hirntot".

Ebenso wenig wissen die meisten Menschen, wie sie sich verhalten sollen, wenn ein Angehöriger schwerstkrank und als sogenannter „aussichtsloser Fall" im Krankenhaus liegt. Was darf er/kann er tun, wenn der Sterbevorgang verlängert wird durch Infusionen, Sondennahrung, künstliche Beatmung usw.?

Wir (Dr. M. O. Bruker, Ilse Gutjahr, Dr. Mathias Jung) haben beim Notar folgenden Patientenbrief unterzeichnet, der Angehörige, aber auch Ärzte im gegebenen Fall entlastet und Entscheidungshilfe gibt:

I.

Ich erkläre hiermit in voller Kenntnis der medizinischen Situation und rechtlichen Bedeutung einer solchen Erklärung, daß ich im Falle irreversibler Bewußtlosigkeit, wahrscheinlicher schwerer Dauerschädigung des Gehirns (Decerebration) oder des dauernden Ausfalls lebenswichtiger Funktionen meines Körpers oder bei infauster Prognose hinsichtlich meiner Erkrankung mit einer Intensivtherapie oder Reanimation nicht einverstanden bin. Für den Fall, daß durch eine solche ärztliche Maßnahme nicht mehr erreicht werden kann als eine Verlängerung des Sterbevorganges oder eine Verlängerung des Leidens, verweigere ich hiermit ausdrücklich die Zustimmung zu irgendwie gearteten ärztlichen Eingriffen, zumal wenn sie mit erheblichen Schmerzen verbunden sind.

II.

Sollten Diagnose und Prognose von mindestens zwei Ärzten, ungeachtet der Möglichkeiten einer Fehldiagnose, ergeben, daß meine Krankheit zum Tode führen und mir nach aller Voraussicht große Schmerzen bereiten wird, so bitte ich, von weiteren Medikationen sowie technischen Maßnahmen wie z. B. künstlicher Beatmung, Sauerstoffzufuhr, Bluttransfusionen, Hämodialyse, künstlicher Ernährung etc. abzusehen. Ich wünsche keine ärztlichen Maßnahmen, die zu einer unnatürlichen Verlängerung des Lebens führen. Vor allem lehne ich ein Leben mit der Maschine ab wie z. B. mit einem künstlichen oder transplantierten Herz oder einer transplantierten Niere. Auch wünsche ich keine Hemikorporektomie. Sollte ich eine Hirnverletzung oder eine Gehirnerkrankung haben, die meine normalen geistigen Funktionen schwerwiegend und irreparabel geschädigt hat, so bitte ich um Einstellung der Therapie, sobald durch mindestens zwei Ärzte festgestellt wird, daß ich künftig nicht mehr in der Lage sein werde, ein menschenwürdiges Dasein zu führen.

III.

Vorstehende Erklärungen stellen keinen allgemeinen Verzicht auf eine Therapie dar. Sie beschränken vielmehr meine Einwilligung in die ärztliche Heilbehandlung auf eine Linderung von Leiden und Beschwerden für den Fall, daß ein Hinausschieben des Todes für mich eine nicht zumutbare Verlängerung des Leidens bedeuten würde und das Grundleiden mit infauster Prognose einen irreversiblen Verlauf genommen hat. Ich bin mir bewußt, daß es ein gesetzlich anerkanntes Recht auf einen aktiv herbeigeführten Tod nicht gibt, auch wenn die nur passive Sterbehilfe zu einem qualvollen Leidensdasein führen sollte. Wenn ich die Ärzte bitte, das Recht auf einen mir gemäßen Tod zu achten, so heißt das nicht, daß ich damit die ärztliche Hilfe und Behandlung in der Form ausreichender Medikation und Leidensminderung ablehne. Vielmehr setze ich mein Vertrauen in eine vom Arzt anzuordnende schmerzlindernde Medikation, auch wenn sie zur Bewußtseinsausschaltung oder wegen ihrer – vom Arzt nicht beabsichtigten – Nebenwirkungen zu einem früheren Ableben führen sollte.

IV.

Zur Entlastung meiner behandelnden Ärzte weise ich darauf hin, daß auch in der juristischen Literatur überwiegend die Sterbehilfe durch Einstellung der Intensivbehandlung oder durch das Abstellen des Atemgerätes bei irreversibler Bewußtlosigkeit oder Decerebration für zulässig gehalten wird.

V.

Zur eigenen Absicherung sei meinen Ärzten empfohlen, diesen Patientenbrief zu den Krankenunterlagen zu nehmen und im Krankenblatt zu vermerken, daß eine Intensivtherapie oder Reanimation angesichts des Befundes nur noch der nutzlosen Sterbensverlängerung gedient hätte.

VI.

Für den Fall, daß die Ärzte vorstehend geäußerten Willen nicht respektieren oder hiergegen verstoßen, ermächtige ich meine Angehörigen sowie jeden Dritten, bei der zuständigen Staatsanwaltschaft Anzeige wegen Körperverletzung zu erstatten. Für diesen Fall bin ich mit einer Obduktion nach meinem Tode zwecks Feststellung des Befundes einverstanden. Eine Organentnahme lehne ich in jedem Falle ab.

Weiteres habe ich nicht zu bestimmen.

Ort, Datum Unterschrift

Es empfiehlt sich, den Patientenbrief nach einigen Jahren neu zu datieren und zu unterzeichnen, um somit die Aktualität zu bekunden.

Vielleicht

Vielleicht sind wir doch nicht
Sind wir nicht Gottes Kinder

Vielleicht ist da keine
Ist keine Himmelsleiter

Vielleicht sitzt keiner am Ende
Über uns zu Gericht

Eines ist sicher:
Wir fallen, zerfallen
Unsere Hände fallen ab
Unsere Wangen
Die Augen zuerst

Eines Tages wird nichts mehr da sein
Von dieser so und so
Gearteten Person

Nur ein Schmerz in der Magengrube
Eines der sie geliebt.

Marie Luise Kaschnitz

Stellungnahme zum Thema Organstransplantation durch den „Arbeitskreis der Ärzte am Dr. Max-Otto-Bruker-Haus/GGB“ in Lahnstein

In großer Sorge machen wir auf den unüberbrückbaren Konflikt aufmerksam, der zwischen dem Wunsch unserer Patienten besteht, die in Ruhe und Würde zu Ende sterben wollen und dem Wunsch unserer transplantierenden Kollegen, die zur Verpflanzung lebendiges Gewebe eines noch lebenden Menschen brauchen. Allein eine Neudefinition des Todes in Gehirntod und Organtod löst dieses Problem nicht.

Anders als bei einer Nierentransplantation unter engen Verwandten kann eine während des Sterbevorgangs entnommene Multiorganspende meist nicht mit ausreichender Aufklärung und Vorbereitung geschehen. Da sie mit dem Leben nicht mehr vereinbar ist, gelten hier völlig neue Gesichtspunkte.

Wer sich zu einer solchen intramortalen Multiorganspende bereiterklärt, muß um diesen Zusammenhang rücksichtslos aufgeklärt werden (so wie es dieses Buch tut). Nur ein so aufgeklärter Mensch kann bindend für sich entscheiden, ob er Organe spenden oder Organe erhalten möchte.

Wir Ärzte aus der Gesellschaft für Gesundheitsberatung GGB bemühen uns, ganzheitlich zu denken. Wir haben Sorge, daß die ehemals klaren Begriffe, wann Leben beginnt und wann es endet, zunehmend unscharf werden. Wir beklagen den Verlust von Würde und Ehrfurcht vor dem Leben, dessen Bewahrung und Begleitung vordringlich ärztliche Aufgabe ist. Wir sehen mit Sorge eine neue kommerzielle Bewertung des

Lebens und eine ungute Zerteilung des Organismus in reparaturfähige Organe.

Das alles macht uns Sorge. Dem versuchen wir entgegenzuwirken.

Erstunterzeichner:

Dr. med. Jutta Abendroth, Bonn
Dr. med. Theresia Altrock, Bonn
Dr. med. Achim Banzhaf, Reiffenhausen/Friedland
Dr. med. Gabriele Beltz, Heidelberg
Dr. med. Gisela von Braunschweig, Gelnhausen
Dr. med. M. O. Bruker, Lahnstein
Dr. med. Gerhard Buchwald, Bad Steben
Dr. med. Christian Büttner, Kassel
Dr. med. Werner Burgmayer, Altenmünster
Dr. med. Guy Chenaux, Zürich
Hannelore Clement, Ärztin, Rudolfstadt-Schwarza
Dr. med. Rosemarie Clemm, Berlin
Dr. med. Max Dienel, Dormagen
Kornelia Dressel, Zahnärztin, Berlin-Hellersdorf
Rolf Enke, München
Dr. med. Marisa Epstein, Berlin-Dahlem
Dr. med. Werner Ferber, Hersbruck
Dr. med. Gabriele Gottschalk-Aschenbrenner, Heidelberg
Dr. med. Hans-Jürgen Grofe, Geldern
Dr. med. Walter R. Hamel, Frielendorf
Dr. med. Thomas Hansen, Markt-Rettenbach
Dr. med. Werner Hartinger, Waldshut-Tiengen
Dr. med. H. W. Hartmann, Aachen
Dr. med. Joachim Hensel, Bockhorn
Dr. med. Joh. Hoffmann, Gronau
Dr. med. Gereon Hoppenkamps, Köln
Dr. med. Alena Hoschna-Lauenstein, Ottobrunn
Dr. med. L. Janetzko, Taufkirchen/Vils
Dr. med. dent. Josef Kirch, Oberstaufen

Dr. med. Ulrich Kleemann, Ravensburg
Dr. med. Bertram Krug, Zeil a. M.
Dr. med. Stephan Laarmann, Alfter
Dr. med. Gottfried A. Lange, Elmshorn
Dr. med. Christian Maaß, Herborn
Dr. med. Wolfgang Maibach, Neu-Anspach
Dr. med. Elisabeth Matt, Ostrach
Dr. med. Brunhilde Mottola, Schöppingen
Dr. med. Gertrud Obermayer, Fürth
Dr. med. Ingeborg Rosendahl, Dormagen
Dr. med. G. Saßmannshausen, Hagen
Dr. med. Uwe Seeber, Oldenburg
Dr. med. Peter Sichert, Pfronten-Ried
Dr. med. Klaus-Peter Schlebusch, Essen
Dr. med. Artur Schönach, Bad Reichenhall
Dr. med. Hans-Peter Schreijäg, Riedlingen
Dr. med. dent. Schwertfeger, Möglingen
Dr. med. Norbert Stockmann, Lippstadt
Dr. med. K. H. Teusch, Wittlich
Dr. med. Maria Vinnemeier, Velbert
Dr. med. Dietrich Volkmer, Bad Soden-Neuenhain
Dr. med. R. D. Werner, Bebra
Dr. med. O. Werner, Bebra
Dr. med. Michael Wey, Lauf
Dr. med. Albrecht Weber, Würzburg
Maike Wittorff, Ärztin, Berlin-Dahlem

Stand: 10. 9. 1997

Schlußstück

Der Tod ist groß.
Wir sind die Seinen
lachenden Munds.
Wenn wir uns mitten im Leben meinen,
wagt er zu weinen
mitten in uns.

Rainer Maria Rilke

Dietmar Hahn

Geben ist seliger als Nehmen oder: Was bewahrt die Organspende davor, zum bloßen Raub zu verkommen?

1. *Am Anfang steht ein neues Paradigma: Organspende*
   Als 1954 eine Mutter darin einwilligte, eine ihrer gesunden Nieren ihrem todkranken Kind einpflanzen zu lassen, entstand das Paradigma „Organspende". Organ*entnahme* war Organ*spende*, und für die Organspende war konstitutiv die *Freiwilligkeit*.

2. *Organspende wird zum technischen Begriff*
   Die heutige Transplantationsmedizin ist über die frühe, fast möchte ich sagen: ideale Konstellation längst hinweggeschritten, legitimiert wird sie aber nach wie vor dadurch allein, daß sie das Paradigma Organ*spende* für sich beansprucht. Die konstitutiven Momente des *Spende*-Paradigmas sind jedoch weitestgehend unanschaulich geworden und werden in der High-Tech-Medizin schon im Ansatz negiert: Organspende wird reduziert auf den technischen Vorgang von Bereitstellung und Vollzug der Organentnahme, um Transplantate zu gewinnen.

3. *Das technisch Machbare wird umkleidet mit dem Mantel der Legitimität*
   Die Nachfrage nach Transplantaten betrifft längst auch einmalige Organe und nicht regenerierbares Gewebe. Durch Lebendspende kann die Nachfrage nicht mehr

befriedigt werden. Medizintechnisch ist allerdings die Bereithaltung lebensfrischer menschlicher Organe möglich geworden, wenn frühzeitig in den Sterbeprozeß eines potentiellen Spenders eingegriffen wird. Dieser Weg wurde pragmatisch beschritten, ohne daß

– über Bedingungen, Umstände und Folgen für die sog. Spender zureichend informiert,
– das solchem Tun zugrunde liegende Menschenbild und Lebensverständnis geklärt
– und die gesellschaftlichen Folgen solcher High-Tech-Medizin wie auch solchen Umganges mit ihr re-flektiert, geschweige denn ins öffentliche Bewußtsein gehoben werden.

4. *Spenderorgane sind keine Rechtssubjekte*

Die Praxis der Transplantationsmedizin drängt die Frage nach dem Schadenspotential für den Spender als kontraproduktiv ins Abseits. Spender*organe* treten an die Stelle des Spenders. Mit höchst praktischen Folgen: Spender*organe* haben – anders als der menschliche Spender – keine Rechte und Interessen, sie zählen zu den handhabbaren Dingen und gelten nicht selbst als Rechtssubjekte.

5. *Für-Tot-Erklärung des Menschen – Verdacht zweckrationaler Umklassifizierung*

Im Interesse an der Verfügbarkeit transplantierbaren Gewebes werden *Kriterien* zum Todes*begriff* erhoben, das irreversible Koma als Gehirntod erklärt und mit dem *Tod des Menschen* gleichgesetzt. Diese *Vor*-datierung des Todes erklärt den sterbenden Menschen zum Leichnam, obwohl doch ein betreffender komatöser Mensch tatsächlich in den *Sterbeprozeß* eingetreten und der Sterbeprozeß noch nicht abgeschlossen ist. Sie setzt pragmatisch die Todes*grenze* fest, obwohl Wissen an dieser Stelle mangelt und korrekterweise ein *Übergang* vom Leben zum *Tod* vorliegt.

6. *Verschiebung von der sittlichen auf die technische Seite*
Die vorgezogene Todesdefinition verschiebt die anstehenden Entscheidungsfragen von der sittlichen auf die technische Seite. Als Mensch und Patient hätte er eigene Rechte und Würde, ein Leichnam aber hat im eigentlichen Sinne weder Rechte noch Interessen, er wird – abgesehen von Gründen der Pietät – verfügbar, tendentiell also auch zum Organdepot.

7. *Organentnahme greift in den Sterbeprozeß ein*
Die vorgezogene Todesdefinition verdeckt, daß die Maßnahmen zur Organentnahme in den Sterbeprozeß eingreifen. Damit wird die Kluft zwischen Medizin-Technologie und der ärztlichen Berufung des Heilens und Begleitens offenbar: Der Wunsch eines Menschen – und das Recht des Menschen –, in Ruhe und Würde zu sterben, wird im Ansatz dem steigenden Bedarf an *Spender*organen geopfert, wenn die Frage: *Wie gehen wir um mit einem Patienten* und wie werden wir ihm gerecht *in der Begleitung seines Sterbens?* ersetzt wird durch die Frage: *Wozu sind seine Organe brauchbar* und nützlich? *Wie sind sie am geschicktesten verfügbar zu machen?*

8. *Wahrung der Humanität*
Hier bleibt mit der offenen Frage nach dem Verständnis von Sterben und Tod entscheidend, wie man den betreffenden Menschen begegnet. Das heißt für die Transplantationsmedizin: *Informationspflicht* – nicht nur der Angehörigen über die beabsichtigte Entnahme, sondern des potentiellen Spenders darüber, was alles dies beinhalten kann, wenn ein Menschenleben „auf seiner letzten Reise" abrupt unterbrochen und verwertet werden soll.

9. *Ganzheit des Menschen auch im Übergang zum Tod*
Die Ganzheit der Person schließt Einmaligkeit und Einheit dieses individuellen Lebens in diesem konkreten Leib ein. Auch die sog. *postmortale* Organspende bezeichnet die

Entnahme lebender menschlicher Gewebe aus einem noch *lebendigen Leib.* Ganzheitlichkeit sperrt sich daher gegen Lebensspende durch Organentnahme, es sei denn, daß der ganze Zusammenhang des Paradigmas Organspende erhalten bleibt.

10. Organspende ist Lebensspende

Organspende zur *allgemeinen* Pflicht oder zum normativen Leitbild christlicher Nächstenliebe zu erheben, verkennt, daß kein Mensch einen Anspruch auf den Leib eines anderen hat. Die Unverfügbarkeit des Lebens bedingt, daß über die Lebensspende nicht von außen verfügt werden kann. Sie setzt *Einwilligung* und *Hingabe* voraus. Liegen diese Voraussetzungen nicht vor, verkommt Organentnahme zum Raub.

Die Geschichte des alten Wolfs

Wäre ich nicht so alt! knirschte der Wolf. Aber ich muß mich leider in die Zeit schicken. Und so kam er zu dem fünften Schäfer.

Kennst du mich, Schäfer? fragte der Wolf.

Deines gleichen wenigstens kenne ich, versetzte der Schäfer.

„Meines gleichen? Daran zweifle ich sehr. Ich bin ein so sonderbarer Wolf, daß ich deiner und aller Schäfer Freundschaft wohl werth bin."

Und wie sonderbar bist du denn?

„Ich könnte kein lebendiges Schaf würgen und fressen, und wenn es mir das Leben kosten sollte. Ich nähre mich bloß mit todten Schafen. Ist das nicht löblich? Erlaube mir also immer, daß ich mich dann und wann bei deiner Heerde einfinden und nachfragen darf, ob dir nicht –"

Spare die Worte, sagte der Schäfer. Du müßtest gar keine Schafe fressen, auch nicht einmal todte, wenn ich dein Feind nicht sein sollte. Ein Thier, das mir schon todte Schafe frißt, lernt leicht aus Hunger kranke Schafe für todt, und gesunde für kranke ansehen. Mache auf meine Freundschaft also keine Rechnung und geh!

Gotthold Ephraim Lessing
(1729–1781) Fabeln. Drittes Buch

Ein Leben nach dem Tode

Glauben Sie fragte man mich
An ein Leben nach dem Tode
Und ich antwortete: ja
Aber dann wußte ich
Keine Auskunft zu geben
Wie das aussehen sollte
Wie ich selber
Aussehen sollte
Dort

Ich wußte nur eines
Keine Hierarchie
Von Heiligen auf goldnen Stühlen sitzend
Kein Niedersturz
Verdammter Seelen
Nur

Nur Liebe frei gewordne
Niemals aufgezehrte
Mich überflutend

Kein Schutzmantel starr aus Gold
Mit Edelsteinen besetzt
Ein spinnwebenleichtes Gewand
Ein Hauch
Mir um die Schultern
Liebkosung schöne Bewegung
Wie einst von tyrrhenischen Wellen
Wie von Worten die hin und her
Wortfetzen
Komm du komm

Schmerzweb mit Tränen besetzt
Berg-und-Tal-Fahrt
Und deine Hand
Wieder in meiner

So lagen wir lasest du vor
Schlief ich ein
Wachte auf
Schlief ein
Wache auf
Deine Stimme empfängt mich
Entläßt mich und immer
So fort

Mehr also fragen die Frager
Erwarten Sie nicht nach dem Tode?
Und ich antworte
Weniger nicht.

Marie Luise Kaschnitz
(nach dem Tode ihres geliebten Mannes
Guido im Jahre 1958)

Die Nützlichkeit des Lebens ist nicht in der Länge, sie ist im Gebrauch: Mancher hat lange gelebt, der doch wenig gelebt hat; achtet darauf, solange ihr da seid. Es liegt an eurem Willen, nicht an der Zahl der Jahre, daß ihr genug gelebt habt …

Es ist ungewiß, wo der Tod uns erwartet; erwarten wir ihn überall. Die Besinnung auf den Tod ist Besinnung auf die Freiheit. Wer sterben gelernt hat, der hat das Dienen verlernt. Sterben zu wissen, befreit uns von aller Unterwerfung und allem Zwang.

Michel de Montaigne, 1533–1592,
Essays

Dr. M. O. Bruker

Was wissen wir Ärzte vom Tod?

In den einzelnen Beiträgen dieses Buches sagten die Autoren bereits alles, was jeder Mensch über Organtransplantation wissen sollte, bevor er sich dafür oder dagegen ausspricht bzw. sich persönlich entscheidet.

Der hippokratische Eid, den ich als junger Arzt noch mit allen Fasern meines Herzens schwor, mag manchen Kolleginnen und Kollegen heute überholt erscheinen. Er verdient ja auch kritische Betrachtung und sanfte Korrektur, denn wer würde beispielsweise heutzutage einen „Steinleidenden" nicht operieren. „Ich werde ... Männern, die diese Praktiken ausüben, aus dem Weg gehen", so Hippokrates. Versetzt man sich in die damalige Zeit – er lebte um 460–370 – ist seine hart klingende Äußerung als Kritik an der fehlenden Prophylaxe und am unzureichenden Verantwortungsbewußtsein der damaligen „Spezialisten" zu verstehen.

„Ich werde auch niemandem eine Arznei geben, die den Tod herbeiführt, auch nicht, wenn ich darum gebeten werde", lautet ein weiterer Satz im hippokratischen Eid, der heute ebenfalls bei vielen Kollegen und Befürwortern der „Sterbehilfe" Anstoß erregt. In meinem nunmehr 88-jährigen Leben bin ich dem Tod unzählige Male begegnet. Als junger Student zum Beispiel mehrere Jahre täglich in der Pathologie, aber natürlich auch in der Begleitung todkranker und sterbender Menschen auf den Stationen und später als Arzt in der Klinik und Praxis. Eine Arznei, die den Tod herbeiführte, habe ich nie gegeben. Dies konnte und kann ich mit meiner persönlichen Auffassung vom Leben und Sterben nicht vereinbaren. Dies bedeutet jedoch nicht, daß ich Kolleginnen/Kollegen mit anderer Auffassung verurteile. Ich gebe aber zu bedenken, daß jeder Mensch das Recht – und vielleicht auch die Pflicht – auf seinen persönlichen Tod hat. Als Arzt habe ich dafür zu sorgen, daß er möglichst wenig Schmerzen erleidet, daß er nicht allein gelassen wird, daß ich mich nicht zurückziehe und anderen das Verabreichen der Spritzen oder klärende notwendige Gespräche überlasse.

Was lernen wir Ärzte unserer Zeit über Sterbebegleitung? Nichts. Gar nichts. Wir werden allein gelassen mit allen Fragen und auftauchenden Problemen. Auch in dieser Lektion waren meine Patienten die besten Lehrmeister. Ich mußte mich ihren sehr persönlichen Fragen und Anliegen stellen.

Geburt und Leben sind etwas ganz Besonderes, Schöpferisches. Das Sterben, so lehrte mich mein Beruf, jedoch auch. Gerade beim Sterben gilt es, genau hinzuhören, zu spüren und den oft nicht analysierbaren Vorgang mit allen Zeichen des noch Lebenden wahrzunehmen. Roberto Rotondo betont in seinem Kapitel, daß er im Zimmer eines Toten besondere Stille empfinde. Still ist es in anderen Räumen auch.

Aber was macht diese besondere Stille im Sterbezimmer/Totenzimmer aus? Nimmt sie überhaupt noch jeder Pfleger oder Angehörige wahr? Oder sind die Mitarbeiter – sind wir – schon so abgestumpft, daß Sterbende zum Routinefall werden? Das glaube ich nicht. Ich denke, daß das Nicht-Wahrnehmen(-Können) ein sinnvoller Schutz ist, den die Natur Betreuenden bietet, damit sie nicht an den Leiden der Mitmenschen zerbrechen, die sie täglich erleben. In welcher Form dieser „Schutz" gelebt wird, ist wiederum von jedem Individuum abhängig.

Millionen Menschen sterben weltweit täglich in Krankenhäusern, denn in den zivilisierten Ländern ist es nicht mehr üblich, zu Hause zu sterben. Der „moderne" Mensch hat Angst, dem Tod zu begegnen. Dabei ist der Tod uns näher gerückt. Im Gegensatz zu früher kann er uns schnell und jederzeit, sozusagen aus heiterem Himmel, ereilen. Also setzt „man" sich ihm so wenig wie möglich aus, denn er kommt noch früh genug. Wie wahr! Denken wir an den Tod von Lady

Diana, der eine junge Frau (und andere mit ihr) mitten aus dem vollen Leben riß. Es ist sicher nicht nur die Verehrung, die Millionen Menschen bewegte, so zu trauern, sondern es ist auch das Erschrecken vor dem Tod und seiner scheinbar sinnlosen Plötzlichkeit.

Seit etwa hundert Jahren werden die Menschen rund um den Erdball zunehmend von sogenannten ernährungsbedingten Zivilisationskrankheiten betroffen. Vermeidbare Krankheiten, die jedoch unendliches Leid verursachen. Machte Hippokrates heute Visite, würde er verzweifelt den Kopf schütteln ob der Verantwortungslosigkeit, mit der wir Ärzte diese Krankheiten entstehen lassen, um sie dann mit Hilfe von Spitzentechnologie aufwendig zu reparieren. Natürlich ist die High-Tech-Medizin ein Fortschritt, und zwar immer dann, wenn sie dem Patienten aus einer akuten Notsituation hilft. Sie geht jedoch mit großem Aufwand an der Ursachenbehandlung vorbei. Muß es uns daher noch wundern, daß über Jahrzehnte eine entseelte Medizin entstanden ist, der die Sensibilität, das Gespür für den Menschen als Körper-Geist-Seele-Einheit immer stärker abhanden kommt?

Es ist erschreckend, mit welcher Selbstverständlichkeit entscheidungsfrohe Politiker und „Experten" den Organhandel und die totale Explantation als etwas Normales, etwas Fortschrittliches betrachten. So ist auch die Haltung zur Diagnose „Hirntod" eine zwangsläufige Folgerung dieses Machbarkeitswahns, der sich bereits lange abgezeichnet hat.

Während meines Medizinstudiums lernten wir Studenten noch, daß der Mensch als gestorben gilt, dessen Herz nicht mehr schlägt, der seinen letzten Atemzug getan hat, der keine Reaktion mehr zeigt. Die sicheren Todeszeichen lernten wir kennen, also Totenstarre, Totenflecke, Autolyse, Verwesung.

Heute gilt – wie absurd – der „Hirntod" als Gesamttod, obwohl keine ausreichenden Beweise dafür vorliegen. Auf diese Weise wurde durch die Gesetzgebung ein Freispurch für alle „Handlanger" dieses „Mordsgeschäfts" erreicht.

Diese Entscheidung verletzt die Menschenwürde. Sie setzt unheilvolle und unheilbare Zeichen. Der Öffentlichkeit wird die Wahrheit verschwiegen, um wirtschaftliche Interessen durchsetzen zu können. Es geht aber auch darum, fast verhängnisvoller noch, einer Ideologie zu frönen, nämlich dem Ziel der – zwar unerreichbaren – Unsterblichkeit, der Philosophie, aus „Menschengemüse" (human vegetable, wie zynische Transplantationsbefürworter sagen) neues Leben zu schaffen.

Der Mächtigere fällt eine schwerwiegende Entscheidung über einen nicht mehr Einwilligungsfähigen, einen Unmächtigen. Diese Handlung erinnert an das Ausleseprinzip im Dritten Reich, dessen volles Ausmaß wir heute wissen. Niemand darf sich der furchtbaren Wahrheit von damals verschließen. Wir wissen, daß die Ideologie im Nationalsozialismus ausgereicht hat, um zehntausende geistig behinderte Menschen zu töten.

Wenn Sie dieses Buch durchgearbeitet haben, sind Sie Wissende. Ich schäme mich für den Ärztestand, daß nicht alle Kolleginnen und Kollegen aufstehen und laut NEIN sagen zu der Art der Aufklärung über die Organtransplantation. Sie befürworten damit stillschweigend ein dunkles Geschäft, das unethisch und unmoralisch betrieben wird. Es setzt sich über die Menschenwürde hinweg und nimmt eine Tötung des Lebenden billig in Kauf. Von dieser Art der Geschäftemacherei distanziere ich mich aufs Schärfste und mit mir sicher der größte Teil der Ärzte.

Die Illusion, der Gesundheitskatastrophe durch die „Reparatur" des Menschen mittels Organsubstitution beizukommen, ist der untaugliche Versuch, das Problem an seiner Folge statt an seiner Wurzel zu lösen. Was heißt das? Der Mensch wird nicht todkrank, weil sich seine Organe frühzeitig „verschleißen". Die Frage ist vielmehr, was führt zum heute so massenweise auftretenden partiellen oder totalen Funktionsverlust von Nieren, Leber, Herz, Lunge und anderen Organen?

Es ist, wie ich in meinem Standardwerk „Unsere Nahrung – unser Schicksal" ausgeführt habe, überwiegend die durch Fabriknahrung hervorgerufene Fehlernährung, die sich über den ganzen Erdball ausgeweitet hat und unter dem Druck industrieller Profiterwartungen nunmehr auch die Völker der Dritten Welt mit deren bislang natürlicher Ernährungsweise erreicht.

In „Unsere Nahrung – unser Schicksal" habe ich schon in den 60er Jahren die Hauptursache des rapiden Gesundheitsverfalls in den zivilisierten Staaten dargelegt. Die Paradoxie, so schrieb ich schon damals, besteht darin, daß wir Menschen in den reichen Ländern mit unserem historisch noch nie dagewesenen Luxus und Überfluß an Nahrungsmitteln in Wahrheit unter einer chronischen Mangelernährung von der Wiege bis zur Bahre leiden. Eine Abhilfe ist sofort möglich. Ich darf mich ausnahmsweise aus o. g. Buch selbst zitieren:

„1. Als Gegengewicht gegen die bisher geübte jahrzehntelange einseitige Unterrichtung der Bevölkerung durch die finanzmächtige Nahrungsmittelindustrie ist eine *jahrelange tägliche Aufklärung mittels Fernsehen, Rundfunk und Tagespresse über die drei Hauptverursacher der ernährungsbedingten Zivilisationsschäden, die Auszugsmehle, die Fabrikzuckerarten, die Fabrikfette und die gesunderhaltende Wirkung von Vollkornprodukten, naturbelassenen Fetten, rohem Gemüse und Obst notwendig.*

2. Erst an zweiter Stelle ist eine *Unterrichtung über die anderen wichtigen Krankheitsursachen* im Leben der zivilisierten Völker in das systematische Aufklärungsprogramm einzubeziehen; dies gilt für das verunreinigte Wasser, die verpestete Luft, die Radioaktivität, den Lärm, den Bewegungsmangel, die giftigen Schädlingsbekämpfungsmittel, die durch einseitige Mineraldüngung krank gewordenen Böden, die psychischen Belastungen und anderes mehr.

3. In derselben Weise ist die Schuljugend durch entsprechenden Unterricht zu unterweisen. Auch diese Aufgabe kann nicht ohne weiteres gelöst werden, da zuerst die Voraussetzung, nämlich die *Schulung der Lehrer* in der neuen Ernährungslehre erfüllt werden muß – und zwar ohne Einflußnahme wirtschaftlicher Interessengruppen und deren Vertreter.

4. *Die Unterrichtung der Ärzte über Prophylaxe durch gesunde Ernährung* muß in den Studienplan der medizinischen Hochschule eingebaut werden. Dieses Lehrfach darf nicht in den Händen der physiologischen Chemiker liegen, sondern muß von Ernährungsfachleuten, die auch praktische Erfahrungen haben, unterrichtet werden. Auch in den Fortbildungskursen muß dieses Wissen den Ärzten vermittelt werden – ebenfalls ohne Einflußnahme von Wirtschaftsgruppen.
5. *Jeder noch gesunde Mensch lernt, schon bevor er selbst von einer der ihn statistisch erwartenden Krankheit befallen wird, deren Ursachen auszuschalten, für sich und seine Familie optimale Voraussetzungen konstitutioneller Gesundheit zu schaffen und so die Gesundheit zu einem zuverlässigen Sicherheitsfaktor in seinen Plänen zu machen."*

Die Indikation zu einer Organtransplantation wäre bei Befolgung o. g. Punkte dann extrem selten.

Doch zurück zum aktuellen Transplantationsgesetz. Ich bin der Auffassung, daß Organtransplantationen nur durchgeführt werden dürfen, wenn jeder Mensch – der Spender und der Empfänger – über den Vorgang der Explantation und Transplantation genau informiert wurde und in voller Kenntnis der Zusammenhänge seine schriftliche Einwilligung gegeben hat. Nur dann.

Die Ausführenden der Organentnahme sind von ihrer Verantwortung vor allem Leben dadurch noch nicht befreit.

Lahnstein,
September 1997

Dr. M. O. Bruker
Arzt für innere Medizin

Kopieren Sie nachfolgende Erklärung sowie den Patientenbrief von Seite 153 und legen beides in Ihren Personalausweis, Reisepaß oder Führerschein.

Ich bin kein Organspender!

....
Name, Vorname

....
Straße, Hausnummer

....
PLZ/Wohnort

....
Geburtsdatum

....
Ort/Datum Unterschrift

Sie können den Originalausweis (gegen Einsendung von DM 5,– in Briefmarken) anfordern bei
Gesellschaft für Gesundheitsberatung GGB e.V.,
Taunusblick 1a, 56112 Lahnstein,
Tel. 02621/917017 + 18, Fax 917033.

Über die Autoren

Dr. med. Max Otto Bruker
(1909) Arzt für innere Medizin. Langjähriger Leiter biologischer Krankenhäuser. Pionier für eine ursächliche Heilbehandlung statt einer symptomatischen Linderungsbehandlung. Gesamtauflage seiner rund 30 Bücher mehr als 3 Millionen. Begründer der Gesellschaft für Gesundheitsberatung GGB, Lahnstein, die als Verbraucherforum im Bereich der Gesundheitsprophylaxe wirkt und GesundheitsberaterInnen GGB ausbildet.

Richard Fuchs
Verfasser von Stellungnahmen für Anhörungen des Deutschen Bundestages, Autor des Buches „Tod bei Bedarf" – Mordsgeschäfte mit Organtransplantationen, Berlin, 1996, Ullstein Report. Autor des Ullstein-Taschenbuchs „Gen-Food – Ernährung der Zukunft?", Berlin, November 1997.

Ilse Gutjahr
(1940) Geschäftsführerin der Gesellschaft für Gesundheitsberatung GGB und Leiterin des „Zentrum für Gesundheit und ganzheitliche Lebensweise" in Lahnstein. Seit 20 Jahren Mitarbeiterin von Dr. M. O. Bruker, Co-Autorin zahlreicher Brukertitel und Autorin.

Dietmar Hahn
(1946) Evangelischer Theologe, Militärdekan beim Nationalen Befehlshaber, Heeresführungskommando Koblenz.

Dr. phil. Mathias Jung
(1941) Philosoph und Gestalttherapeut, führt im „Dr. Max Otto Bruker Haus" Einzelberatungen und Selbsterfahrungsgruppen mit Männern, Frauen, gemischten Gruppen und Paar-Therapie durch. Autor zahlreicher Bücher: „Das sprachlose Paar", „Zweite Lebenshälfte", „Reine Männersache", „Mut zum Ich" u. a.

Dr. theol. Klaus-Peter Jörns
Professor für Praktische Theologie und Leiter des Institutes für Religionssoziologie und Gemeindeaufbau an der Theologischen Fakultät der Humboldt-Universität zu Berlin. Er ist Mitglied der Akademie für Ethik in der Medizin (Göttingen) und der New York Academy of Sciences. Prof. Jörns hat 1993 zusammen mit seiner Frau Dr. med. Wiltrud Kernstock-Jörns sowie den Prof. Linus Geisler und Hans Grewel die „Berliner Initiative für eine (enge) Zustimmungslösung im Blick auf das Transplantationsgesetz" gegründet. Ihr haben sich inzwischen über 170 Hochschullehrer der Theologie sowie über 100 Ärzte angeschlossen.

Dipl. Psych. Robert Rotondo
arbeitete 7 Jahre als Krankenpfleger auf der Inneren Intensivstation im Allgemeinen Krankenhaus Altona. 1996 schloß er sein Psychologiestudium ab. Titel der Diplomarbeit: „Belastung und Bewältigung von Pflegekräften in der Transplantationsmedizin". Namhafte Befürworter der Organtransplantation versuchten, die Ausführung seiner Arbeit zu verhindern. Roberto Rotondo ist freiberuflich tätig (Seminare, Vorträge).

Elisabeth Wellendorf
Malerin, Schriftstellerin, Psychotherapeutin. Gründerin und Leiterin des Instituts für psychoanalytische Kunsttherapie in Hannover, Zwanzigjährige Erfahrung in der Arbeit mit Patienten an der Medizinischen Hochschule Hannover (MHH) und in freier Praxis. Bekannter Buchtitel der Autorin: »Mit dem Herzen eines anderen leben?" (Kreuz).